Quand aider devient trop lourd

Publié par Éditions Présence Humaine
Saint-Hippolyte (Québec), Canada

Les opinions, informations et outils présentés dans cet ouvrage sont fournis à des fins éducatives et informatives uniquement. Ils ne constituent pas une évaluation professionnelle, un diagnostic ni une intervention psychosociale personnalisée, et ne remplacent en aucun cas une consultation auprès d'un professionnel qualifié. L'auteure et l'éditeur déclinent toute responsabilité quant à l'utilisation qui pourrait être faite du contenu de cet ouvrage.

Les grilles, exercices et outils proposés sont des instruments d'auto-réflexion inspirés de modèles reconnus et de données probantes. Ils ne constituent pas des outils diagnostiques et ne doivent pas être utilisés à des fins cliniques ou décisionnelles. Bien que l'auteure soit travailleuse sociale (T.S.) exerçant au Québec, le contenu est présenté dans une perspective universelle afin de demeurer applicable à différents contextes culturels et géographiques.

Dépôt légal - Bibliothèque et Archives nationales du Québec, 2026
Dépôt légal - Bibliothèque et Archives Canada, 2026

ISBN : 978-2-9824627-0-0

Viviane Chatel
Travailleuse sociale

Quand aider devient trop lourd

Préserver son équilibre et poser ses limites en tant que proche aidant

Avec des grilles d'auto-réflexion, des outils pratiques et des stratégies concrètes

Éditions Présence Humaine

À toutes les personnes proches aidantes,

À celles et ceux qui donnent sans compter,
qui portent beaucoup en silence,
et qui continuent d'avancer malgré la fatigue.

Ce livre vous est dédié.

Remerciements

Je souhaite remercier toutes les personnes proches aidantes qui, par leur vécu, leur courage et leur persévérance, inspirent ce livre.

Merci à celles et ceux qui, jour après jour, prennent soin d'un proche tout en tentant de préserver leur propre équilibre.

Merci également aux collègues et aux professionnels du champ psychosocial dont les travaux, les réflexions et l'engagement ont contribué à l'avancement des connaissances sur le rôle des proches aidants.

Enfin, merci à toutes les personnes qui reconnaissent l'importance de soutenir les aidants, non seulement par des mots, mais par des gestes concrets.

Mot de l'auteure

Être une personne proche aidante, c'est souvent entrer dans un rôle sans l'avoir choisi. On commence par aider un proche par amour, par responsabilité ou par nécessité, puis, peu à peu, ce rôle prend de l'espace. Il s'installe dans le quotidien, dans les pensées, dans les émotions.

Ce livre est né de ce constat : accompagner un proche peut devenir lourd, épuisant, et parfois même déroutant, sans que cela signifie un manque d'amour, de patience ou de compétence. La fatigue, la culpabilité, la surcharge mentale et le sentiment de ne jamais en faire assez sont des expériences fréquentes chez les personnes proches aidantes, peu importe le contexte culturel ou le système de soins dans lequel elles évoluent.

En tant que travailleuse sociale, j'ai rencontré de nombreuses personnes proches aidantes qui se demandaient jusqu'où elles pouvaient continuer, comment reconnaître leurs limites et comment se protéger sans avoir l'impression d'abandonner l'autre. Trop souvent, elles portaient cette charge seule, en silence.

Cet ouvrage a été conçu pour offrir un espace de compréhension, de normalisation et de soutien. Il ne vise pas à expliquer des démarches administratives ni à donner des solutions toutes faites, mais plutôt à aider la personne proche aidante à mieux comprendre ce qu'elle vit, à reconnaître ses limites et à développer des stratégies concrètes pour préserver son équilibre émotionnel.

Le contenu de ce livre s'appuie sur des modèles théoriques reconnus et sur des données probantes issues des champs du travail social, de la psychologie et du domaine de la relation d'aide. Les outils proposés, notamment les grilles d'auto-réflexion, ont pour objectif de soutenir une prise de conscience personnelle. Ils ne constituent pas des outils diagnostiques et ne remplacent pas une évaluation ou un accompagnement professionnel personnalisé.

Si, au fil de votre lecture, certaines pages résonnent fortement ou soulèvent des questionnements importants, cela peut être un signe qu'un soutien professionnel pourrait être bénéfique. Demander de l'aide n'est pas un échec ; c'est souvent un acte de protection.

J'espère que cet ouvrage pourra vous offrir des repères, des mots et, surtout, la permission de prendre soin de vous, tout en continuant à prendre soin de l'autre.

Viviane Chatel, T.S.

Table des matières

Introduction — Mettre des mots sur ce qui pèse

Devenir une personne proche aidante transforme le quotidien. Les responsabilités s'accumulent, le temps pour soi diminue et, souvent, les besoins de l'autre prennent progressivement toute la place. Beaucoup de personnes proches aidantes avancent ainsi, sans pause, jusqu'à ressentir une fatigue profonde ou un malaise difficile à nommer.

Ce livre s'adresse à celles et ceux qui sentent que quelque chose devient trop lourd, sans toujours savoir quoi exactement. Il ne s'agit pas nécessairement d'être au bout de ses ressources, mais peut-être de se poser des questions, de ressentir une pression constante ou d'avoir l'impression de ne jamais pouvoir réellement décrocher.

Il n'est pas nécessaire d'être en situation d'épuisement sévère ou de crise pour se reconnaître dans ces pages. Ce livre s'adresse aussi à celles et ceux qui fonctionnent encore, mais au prix d'un effort constant, d'une tension intérieure ou d'un inconfort difficile à nommer. Parfois, le simple fait de se poser des questions constitue déjà un signal important.

Vous trouverez dans cet ouvrage des repères pour mieux comprendre ce que vous vivez, reconnaître vos limites et réfléchir à des façons plus soutenables d'habiter votre rôle de proche aidant. Des pistes de réflexion et des outils concrets sont proposés afin de soutenir cette démarche, à votre rythme. Chaque partie peut être lue indépendamment, selon ce qui résonne le plus pour vous au moment de la lecture.

Des grilles d'auto-réflexion sont proposées tout au long du livre. Elles ont pour objectif de soutenir une prise de conscience personnelle et de vous aider à mettre des mots sur votre expérience. Elles ne visent pas à évaluer, mesurer ou juger, mais à ouvrir un espace de réflexion.

Il est important de préciser que ce livre n'a pas été conçu pour être lu d'un seul trait ni dans un ordre précis. Vous pouvez y entrer par le chapitre qui vous interpelle le plus, revenir en arrière, ou simplement utiliser certains passages comme points d'appui ponctuels.

L'expérience des personnes proches aidantes n'est ni linéaire ni uniforme. Certains moments appellent davantage de compréhension, d'autres davantage de soutien concret ou de recul émotionnel. Cet ouvrage a été pensé pour accompagner cette réalité mouvante, sans imposer un parcours unique.

Si certaines pages vous semblent plus confrontantes ou plus lourdes à lire, cela peut aussi être une information importante sur ce que vous vivez actuellement.

Il n'est pas nécessaire de tout changer pour aller mieux. Parfois, comprendre ce qui se passe en soi et reconnaître ses propres limites constitue déjà un premier pas important.

PARTIE 1 — COMPRENDRE CE QUI SE PASSE EN SOI

Chapitre 1 – Quand aider devient lourd

Au départ, aider un proche se fait souvent naturellement. On rend service, on est présent, on s'adapte. Il n'y a pas nécessairement de plan ni de réflexion approfondie sur ce que cela implique. On fait ce qui semble juste, ce qui est attendu, ou ce qui est possible à ce moment-là.

Avec le temps, toutefois, les demandes peuvent augmenter. Les responsabilités deviennent plus fréquentes, plus complexes ou plus exigeantes sur le plan émotionnel. Ce qui était ponctuel peut se transformer en engagement constant. Pour plusieurs personnes proches aidantes, cette transition se fait progressivement, sans qu'il y ait un moment précis où l'on se dit : « maintenant, c'est trop ».

Cette absence de moment clairement identifiable rend souvent difficile la reconnaissance du point de bascule. Le rôle d'aidant ne s'installe pas par une décision formelle, mais par une série d'ajustements successifs à la réalité de l'autre. Ce processus graduel explique pourquoi plusieurs personnes proches aidantes réalisent seulement après coup que l'équilibre s'est fragilisé.

La lourdeur s'installe souvent de façon insidieuse. Elle ne se manifeste pas toujours par une fatigue spectaculaire ou un épuisement soudain. Elle peut plutôt prendre la forme d'une tension persistante, d'un sentiment de vigilance constante ou de l'impression de devoir toujours être disponible. Certaines personnes décrivent aussi une difficulté à réellement se reposer, même lorsque les obligations diminuent temporairement.

Il est fréquent que les personnes proches aidantes minimisent ce qu'elles vivent. Comparer sa situation à celle d'autres aidants, se dire que « ce n'est pas si grave » ou que « d'autres ont pire » peut devenir une façon de tenir le coup. Pourtant, cette minimisation peut aussi retarder la reconnaissance de ses propres limites.

Cette comparaison constante aux situations perçues comme plus graves agit souvent comme un régulateur émotionnel temporaire. Elle permet de relativiser et de continuer à avancer. Toutefois, elle peut aussi contribuer à invalider sa propre expérience et à normaliser un niveau de fatigue qui dépasse ce qui est soutenable à long terme.

Cette minimisation n'est pas un manque de conscience de soi. Elle constitue souvent une stratégie de survie temporaire, permettant de continuer à fonctionner malgré la fatigue. Toutefois, lorsque cette stratégie devient permanente, elle peut empêcher la reconnaissance de besoins légitimes et retarder la mise en place d'ajustements nécessaires.

La lourdeur du rôle d'aidant ne dépend pas uniquement du nombre de tâches accomplies. Elle est aussi liée à la charge émotionnelle associée au fait de se sentir responsable du bien-être de l'autre, à la difficulté de voir un proche souffrir ou décliner, et à l'incertitude quant à l'avenir. Ces éléments, souvent invisibles de l'extérieur, contribuent de façon importante à l'usure intérieure.

Reconnaître que l'aide devient lourde ne signifie pas manquer d'amour ou de dévouement. C'est plutôt reconnaître que toute relation d'aide prolongée a un coût émotionnel. Cette prise de conscience constitue souvent un premier pas vers une meilleure compréhension de ce qui se passe en soi et vers la possibilité de se protéger davantage.

Dans les prochains chapitres, nous explorerons plus en profondeur les mécanismes qui contribuent à cette fatigue émotionnelle, ainsi que les signes qui peuvent indiquer que les limites personnelles commencent à être dépassées. Comprendre ces dynamiques permet souvent de porter un regard plus nuancé sur ce que l'on vit et d'envisager des façons de se protéger sans remettre en question son engagement.

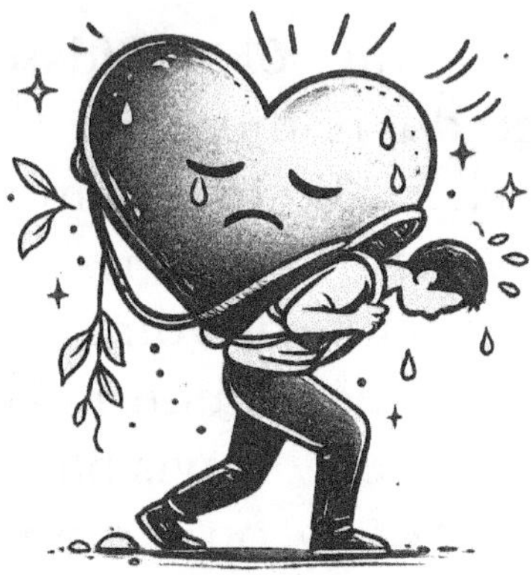

Chapitre 2 – Pourquoi c'est si difficile (et pourquoi ce n'est pas un échec)

Être une personne proche aidante confronte souvent à des émotions complexes et parfois contradictoires. Il peut être difficile de comprendre pourquoi un rôle assumé par amour ou par devoir devient source de détresse, de fatigue ou d'irritabilité. Beaucoup de personnes proches aidantes se posent alors la question : « *Pourquoi est-ce si difficile pour moi ?* »

Cette contradiction est fréquente lorsque l'engagement affectif est important. Aimer, se sentir responsable ou vouloir protéger l'autre n'empêche pas l'apparition de sentiments plus difficiles. Ces émotions peuvent coexister sans s'annuler, même si leur présence simultanée est parfois déroutante ou culpabilisante pour la personne proche aidante.

Une partie de la réponse se trouve dans la nature même du rôle d'aidant. Aider un proche implique une implication émotionnelle soutenue, souvent sans pause réelle. Contrairement à d'autres rôles, il n'existe pas toujours de limites claires entre le temps consacré à l'autre et le temps pour soi. Les préoccupations peuvent se poursuivre au-delà des moments d'aide concrets, occupant l'espace mental et émotionnel.

La difficulté est également liée à l'imprévisibilité de la situation. L'évolution de l'état de santé d'un proche, les changements de besoins ou les périodes d'incertitude génèrent un stress constant. Cette incertitude oblige la personne proche aidante à s'adapter en permanence, ce qui sollicite fortement les ressources émotionnelles et cognitives.

À cette imprévisibilité s'ajoute souvent la dimension du temps. Chez les personnes proches aidantes, la difficulté ne provient pas nécessairement d'un événement précis, mais d'une exposition prolongée à des responsabilités, à des préoccupations et à une vigilance constante. Parce que cette charge s'installe graduellement, elle peut être intégrée comme normale, voire inévitable, jusqu'à ce que les ressources personnelles soient significativement entamées.

De nombreuses personnes proches aidantes ont aussi tendance à se fixer des attentes élevées envers elles-mêmes. Elles souhaitent bien faire, éviter les erreurs, répondre adéquatement aux besoins de l'autre. Lorsque ces attentes ne peuvent être pleinement satisfaites, ce qui est inévitable, un sentiment d'échec ou d'insuffisance peut émerger.

Ces attentes élevées sont souvent nourries par un sens aigu des responsabilités et un désir sincère de bien faire. Toutefois, elles reposent parfois sur une perception idéalisée de ce qu'il serait possible d'offrir dans la durée. Reconnaître que certaines limites sont inhérentes à la condition humaine permet d'alléger la pression sans diminuer la valeur de l'engagement.

Il est important de rappeler que la difficulté ressentie ne traduit pas un manque de compétence ou de motivation. Elle est plutôt le reflet d'une charge émotionnelle réelle, documentée et largement reconnue dans la littérature sur les proches aidants. Le stress prolongé, l'absence de récupération suffisante et la responsabilité perçue du bien-être de l'autre constituent des facteurs majeurs de vulnérabilité.

Comprendre ces facteurs permet de porter un regard moins sévère sur soi-même et d'ouvrir la porte à une réflexion plus large sur les mécanismes qui entretiennent cette surcharge. Les chapitres suivants approfondiront ces dynamiques afin de mieux identifier ce qui contribue à l'épuisement émotionnel et à la perte progressive de repères personnels.

Reconnaître que ce rôle est difficile permet de sortir d'une lecture morale de la situation. Il ne s'agit pas d'être fort ou faible, dévoué ou insuffisant, mais d'être humain face à des exigences élevées. Cette reconnaissance ouvre la porte à une compréhension plus juste de ce qui se passe en soi et à la possibilité de se montrer davantage de bienveillance.

Cela permet de déplacer le regard de la question « suis-je à la hauteur ? » vers « qu'est-ce que cette situation exige réellement de moi ? ».

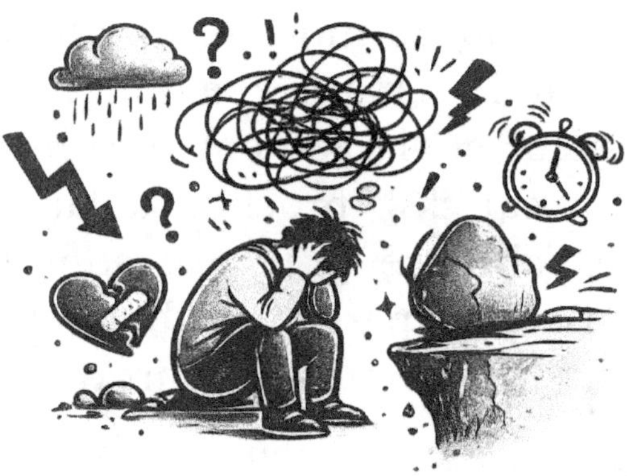

Chapitre 3 – La fatigue émotionnelle : ce qu'elle est vraiment

La fatigue émotionnelle est souvent l'une des premières manifestations de l'usure vécue par les personnes proches aidantes. Pourtant, elle est rarement identifiée clairement. Plusieurs décrivent une sensation diffuse de lassitude, d'irritabilité ou de découragement, sans toujours pouvoir expliquer ce qui se passe exactement.

Contrairement à la fatigue physique, la fatigue émotionnelle ne disparaît pas nécessairement avec le repos. Elle s'installe lorsque les exigences émotionnelles dépassent, sur une période prolongée, les capacités de récupération. Être à l'écoute d'un proche, s'inquiéter pour lui, anticiper ses besoins, gérer des situations difficiles ou douloureuses demande une mobilisation constante des ressources émotionnelles.

Cette forme de fatigue est souvent mal comprise, car elle ne se manifeste pas toujours par une sensation de manque d'énergie physique. Une personne peut continuer à accomplir ses tâches quotidiennes tout en se sentant intérieurement épuisée. Cette dissociation entre le fonctionnement apparent et l'état émotionnel interne contribue parfois à retarder la reconnaissance de la fatigue émotionnelle.

Cette fatigue peut être alimentée par le sentiment de responsabilité envers le bien-être de l'autre. Plusieurs personnes proches aidantes ont l'impression que leur vigilance ne peut jamais vraiment diminuer, comme si relâcher l'attention comportait un risque. Cette tension intérieure persistante contribue à l'épuisement émotionnel, même lorsque les tâches concrètes semblent gérables.

Cette vigilance émotionnelle constante peut s'installer de façon insidieuse. Elle se traduit par une difficulté à véritablement décrocher, même en l'absence de demandes immédiates. L'esprit demeure en alerte, attentif aux moindres signes, ce qui limite les possibilités de repos émotionnel réel et entretient un état de tension de fond.

La fatigue émotionnelle ne se manifeste pas de la même façon chez tout le monde. Certaines personnes ressentent une diminution de leur patience, une difficulté à tolérer des situations auparavant acceptables ou une tendance à réagir plus vivement. D'autres décrivent un engourdissement émotionnel, une impression de fonctionner en mode automatique ou un détachement progressif.

Il est fréquent que cette fatigue soit accompagnée de culpabilité. Se sentir moins disponible émotionnellement peut être interprété comme un manque d'empathie ou d'amour, alors qu'il s'agit souvent d'un mécanisme de protection face à une surcharge prolongée. Comprendre cette dynamique permet de réduire l'autojugement et de reconnaître la fatigue émotionnelle comme un signal, plutôt que comme une défaillance personnelle.

La culpabilité peut ainsi devenir un indicateur indirect de dépassement des capacités émotionnelles. Lorsqu'elle apparaît de façon persistante, elle signale souvent un déséquilibre entre ce qui est demandé et ce qui est possible de donner dans la durée. L'accueillir comme un message plutôt que comme une faute permet d'orienter plus tôt des ajustements protecteurs.

Il est important de souligner que la fatigue émotionnelle ne signifie pas une diminution de l'attachement ou de l'importance accordée à l'autre. Elle reflète plutôt un système émotionnel qui a été sollicité au-delà de sa capacité de récupération. Ressentir une distance ou une diminution de disponibilité affective dans ce contexte ne traduit pas un désengagement, mais une tentative de protection face à une surcharge prolongée.

Reconnaître la fatigue émotionnelle est une étape essentielle pour se protéger. Ignorer ou minimiser ces signes peut conduire à une aggravation progressive de l'état émotionnel, augmentant le risque d'épuisement plus sévère. À l'inverse, être attentif à ces manifestations permet d'intervenir plus tôt et d'ajuster son engagement de manière plus soutenable.

Cette démarche n'a pas à être exhaustive ni immédiate. Il s'agit d'un temps d'observation, que vous pouvez revisiter selon votre état du moment. Cette observation peut se faire progressivement, sans pression de comprendre ou de changer quoi que ce soit dans l'immédiat.

Avant d'aller plus loin, il peut être utile de prendre un moment pour s'arrêter et observer ce qui se passe en soi. La grille suivante n'a pas pour objectif de mesurer ou d'évaluer, mais simplement d'aider à mettre des mots sur certaines expériences fréquentes chez les personnes proches aidantes.

Grille d'auto-réflexion – Signaux de fatigue émotionnelle

Cette grille vise à soutenir une réflexion personnelle. Il ne s'agit pas d'un outil diagnostique.

Cette grille vise également à vous aider à repérer certains **signaux de fatigue émotionnelle** qui peuvent s'installer progressivement lorsqu'on est proche aidant. Ces signaux ne sont pas toujours spectaculaires. Ils apparaissent souvent de façon diffuse, fluctuante ou banalisée.

Il ne s'agit pas de déterminer si vous êtes « épuisé(e) ou non », mais plutôt d'observer **ce qui se manifeste actuellement** et **à quelle intensité**.

<u>Comment l'utiliser</u>

- Prenez quelques minutes dans un moment relativement calme.
- Répondez spontanément, sans trop analyser.
- Indiquez la réponse qui correspond le mieux à votre expérience **au cours des dernières semaines.**
- Il n'y a pas de bonnes ou de mauvaises réponses.

<u>Énoncés</u>

Pour chacun des énoncés suivants, indiquez à quelle fréquence cela vous ressemble.

0 — Jamais
1 — Rarement
2 — Parfois
3 — Souvent
4 — Toujours

Dates :				
1. Je me sens émotionnellement vidé(e) ou à bout, même après une période de repos.				
2. J'ai l'impression de fonctionner « sur pilote automatique ».				
3. Je me sens plus irritable, impatient(e) ou facilement agacé(e) qu'avant.				
4. Je ressens une fatigue qui n'est pas seulement physique, mais aussi émotionnelle.				
5. J'ai de la difficulté à ressentir du plaisir ou de l'intérêt pour des activités qui me faisaient du bien auparavant.				

Dates :				
6. Je me sens envahi(e) par les demandes ou les responsabilités liées à mon rôle d'aidant.				
7. Je remarque une diminution de ma tolérance face aux imprévus ou aux difficultés.				
8. J'ai tendance à minimiser ce que je ressens en me disant que « ce n'est pas si grave ».				
9. Je me sens souvent tendu(e), même sans raison précise.				
10. J'ai l'impression que mes ressources émotionnelles sont constamment sollicitées.				

Pistes de réflexion

- Si plusieurs énoncés sont cotés **3 ou 4**, cela peut indiquer que votre charge émotionnelle actuelle est élevée.
- Si vos réponses oscillent beaucoup, cela peut refléter une situation instable ou fluctuante.

- Si vous avez eu de la difficulté à répondre ou si certaines questions ont suscité un inconfort, cela mérite aussi d'être noté.

L'objectif n'est pas d'obtenir un score, mais de **repérer des signaux** qui peuvent inviter à un ajustement, un ralentissement ou une demande de soutien.

Questions pour approfondir

- Qu'est-ce qui me fatigue le plus émotionnellement en ce moment ?

____

____

- Ai-je l'impression de devoir être fort(e) ou disponible même lorsque je me sens épuisé(e) ?

____

____

- Quels signes m'indiquent habituellement que je dépasse mes limites ?

____

____

- ❖ Qu'est-ce que je fais actuellement pour me protéger, même minimalement ?

Vous pouvez noter vos réponses dans un cahier, directement dans ce livre ou ailleurs.

Rappel important

Ressentir des signes d'épuisement émotionnel ne signifie pas que vous êtes inadéquat(e) ou incapable. Ces signaux sont souvent le reflet d'un engagement prolongé et d'une charge émotionnelle soutenue. Les reconnaître constitue une **première étape de protection**, pas un constat d'échec.

Cette prise de conscience n'a pas pour but de juger ou de blâmer, mais d'ouvrir un espace de réflexion. Elle peut aider à identifier le moment où un ajustement devient nécessaire, qu'il s'agisse de diminuer certaines exigences, de demander du soutien ou de se donner davantage de permission de prendre soin de soi.

Dans le prochain chapitre, nous explorerons une autre dimension souvent étroitement liée à la fatigue émotionnelle : la surcharge mentale.

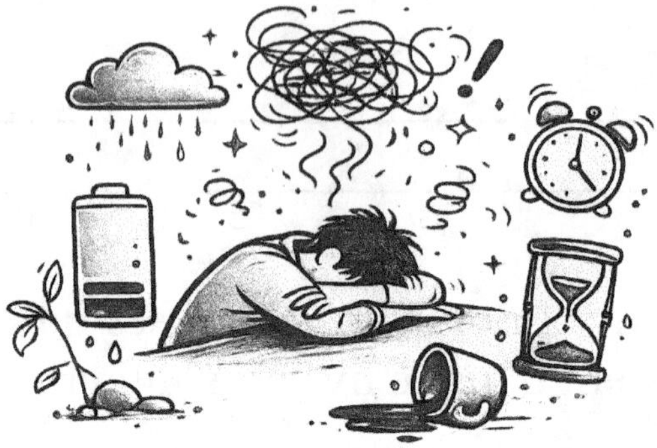

PARTIE 2 — LA CHARGE MENTALE ET LA CULPABILITÉ

Chapitre 4 — La surcharge mentale invisible

La surcharge mentale est souvent décrite comme une sensation d'avoir constamment « trop à penser ». Contrairement à la fatigue émotionnelle, qui touche principalement le registre affectif, la surcharge mentale concerne l'accumulation des préoccupations, des décisions à prendre et des responsabilités à anticiper. Chez les personnes proches aidantes, cette charge est souvent continue et difficile à mettre en pause.

Il est important de distinguer la surcharge mentale du simple fait d'être occupé. La surcharge mentale ne dépend pas uniquement du nombre de tâches à accomplir, mais de la nécessité de penser constamment à ce qui doit être fait, anticipé ou évité. Elle persiste même en l'absence d'actions concrètes et sollicite l'esprit de façon continue.

Il est important de préciser que la surcharge mentale ne reflète pas un manque d'organisation, de méthode ou de compétences personnelles. Elle résulte plutôt d'un contexte où la responsabilité de penser, anticiper et décider repose de façon disproportionnée sur une même personne. Même des individus très organisés peuvent se sentir mentalement saturés lorsque la charge cognitive est constante et peu partageable.

Prendre soin d'un proche implique rarement seulement des gestes concrets. Il faut aussi penser à ce qui doit être fait, à ce qui pourrait arriver, à ce qui risque d'être oublié. Cette vigilance constante mobilise l'attention et l'énergie mentale, même en l'absence d'actions immédiates. Plusieurs personnes proches aidantes décrivent une difficulté à « décrocher », comme si leur esprit restait en permanence occupé par la situation de l'autre.

Cette anticipation permanente peut donner l'impression qu'il n'est jamais possible de relâcher complètement l'attention. Même lors de moments de repos, l'esprit demeure en alerte, prêt à intervenir ou à ajuster. Cette absence de véritable pause cognitive contribue à l'épuisement mental, parfois sans que la personne puisse identifier clairement la source de sa fatigue.

La surcharge mentale est d'autant plus exigeante qu'elle est souvent invisible. De l'extérieur, l'aidant peut sembler fonctionner normalement, accomplir ses tâches quotidiennes et répondre aux besoins de son proche. Pourtant, intérieurement, l'espace mental est saturé. Cette saturation peut entraîner des difficultés de concentration, des oublis, une impression de brouillard mental ou une fatigue persistante en fin de journée.

Chez certaines personnes proches aidantes, la surcharge mentale est renforcée par le sentiment d'être la principale, voire la seule, personne à devoir penser à tout. Lorsque les responsabilités ne sont pas partagées ou clairement définies, l'aidant peut avoir l'impression que tout repose sur lui. Cette responsabilité perçue accentue la pression et limite les possibilités de relâchement.

Il existe souvent un écart entre la responsabilité réelle et la responsabilité perçue. Certaines tâches sont assumées par l'aidant non parce qu'elles lui reviennent explicitement, mais parce qu'elles ont été intégrées progressivement comme allant de soi. Identifier cet écart permet parfois de comprendre pourquoi la charge mentale devient si lourde, même en l'absence d'augmentation objective des tâches.

Il est fréquent que la surcharge mentale soit normalisée ou banalisée. Se dire que « c'est normal d'avoir beaucoup de choses en tête » peut aider à tenir sur le moment, mais peut aussi empêcher de reconnaître que la charge devient excessive. À long terme, cette surcharge peut contribuer à l'épuisement émotionnel et affecter le bien-être général.

Cette observation peut se faire sans chercher à tout analyser ou à tirer des conclusions immédiates. Il s'agit simplement de prendre conscience de ce qui occupe l'espace mental au fil des journées.

Cette démarche vise surtout à rendre visible ce qui est souvent porté en silence et à soutenir une prise de conscience progressive.

Avant d'aller plus loin, il peut être utile de prendre un moment pour observer comment cette charge mentale se manifeste concrètement dans votre quotidien.

Grille d'auto-réflexion — Indicateurs de surcharge mentale

Cette grille vise à soutenir une réflexion personnelle. Il ne s'agit pas d'un outil diagnostique.

Cette grille vise également à identifier certains **indicateurs de surcharge mentale** fréquemment observés chez les personnes proches aidantes. La surcharge mentale se manifeste lorsque l'esprit est constamment mobilisé par des responsabilités, des anticipations et des préoccupations, laissant peu d'espace pour le repos mental ou la prise de recul.

Elle peut être présente même lorsque les tâches semblent gérables en apparence.

Comment l'utiliser

- Prenez quelques minutes dans un moment relativement calme.
- Répondez spontanément, sans chercher à être précis(e) ou exhaustif(ve).
- Basez vos réponses sur ce que vous vivez **au cours des dernières semaines**.
- Il n'y a pas de réponses attendues ni de résultats à atteindre.

Énoncés

Pour chacun des énoncés suivants, indiquez à quelle fréquence cela vous ressemble.

0 — Jamais
1 — Rarement
2 — Parfois
3 — Souvent
4 — Toujours

Dates :				
1. J'ai l'impression d'avoir constamment quelque chose en tête à ne pas oublier.				
2. J'ai de la difficulté à « décrocher » mentalement, même lorsque je me repose.				
3. Je pense souvent à ce que je devrai faire plus tard, même pendant d'autres activités.				
4. J'ai l'impression que mon esprit est rarement au repos.				
5. Je me sens facilement dépassé(e) lorsque plusieurs choses se présentent en même temps.				
6. Je revis mentalement des situations passées en me demandant si j'aurais pu faire autrement.				

Dates :				
7. J'ai de la difficulté à me concentrer ou à terminer certaines tâches simples.				
8. J'ai tendance à anticiper les problèmes avant qu'ils ne surviennent.				
9. Je me sens responsable de penser à tout, pour moi et pour les autres.				
10. J'ai l'impression que ma charge mentale est plus lourde qu'avant.				

Pistes de réflexion

- Plusieurs réponses cotées **3 ou 4** peuvent indiquer une surcharge mentale importante.
- Une difficulté à répondre ou un sentiment de reconnaissance marqué peut aussi être un indicateur pertinent.
- La surcharge mentale varie souvent selon les périodes et les événements vécus.

Questions pour approfondir

- Qu'est-ce qui occupe le plus mon esprit actuellement ?

- Quelles responsabilités me semblent impossibles à déposer, même temporairement ?

- Y a-t-il des préoccupations que je pourrais partager ou alléger ?

- Qu'est-ce qui m'aide, même brièvement, à faire une pause mentale ?

Rappel important

La surcharge mentale n'est pas un manque d'organisation ou de compétence. Elle est souvent le reflet d'un engagement soutenu, d'une responsabilité perçue élevée et d'un contexte exigeant. La **reconnaître** constitue une étape essentielle pour envisager un allègement progressif.

Observer cette surcharge permet parfois de mieux comprendre certaines difficultés vécues au quotidien, comme l'irritabilité, la fatigue ou la diminution de la capacité de concentration. Cette prise de conscience peut constituer un premier pas vers une réflexion sur la répartition des responsabilités, les attentes envers soi-même et les ajustements possibles.

Dans le prochain chapitre, nous aborderons une émotion fréquemment associée à la surcharge mentale et à la fatigue émotionnelle : la culpabilité.

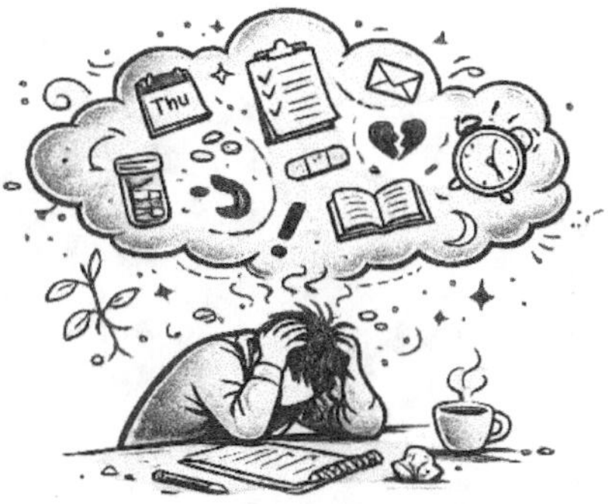

Chapitre 5 — La culpabilité chez les proches aidants

La culpabilité est une émotion très fréquemment rapportée par les personnes proches aidantes. Elle peut être présente de façon constante ou surgir à certains moments précis, parfois sans raison apparente. Beaucoup décrivent une impression persistante de ne jamais en faire assez, peu importe les efforts fournis.

Il est important de distinguer une culpabilité ponctuelle, qui peut jouer un rôle d'ajustement dans certaines relations, d'une culpabilité persistante et envahissante. Chez les personnes proches aidantes, cette culpabilité tend à s'installer dans la durée et à s'élargir à de nombreux aspects du quotidien, même lorsque les intentions sont bienveillantes et l'engagement réel.

Cette culpabilité prend souvent racine dans les attentes élevées que l'aidant entretient envers lui-même. Aider un proche implique un désir sincère de bien faire, de soulager, de protéger. Lorsque la réalité impose des limites, manque de temps, de ressources ou d'énergie, l'écart entre ce qui est souhaité et ce qui est possible peut générer un sentiment de faute personnelle.

Ce sentiment de faute émerge souvent d'un conflit interne entre le désir de répondre aux besoins de l'autre et la réalité de ses propres limites. Lorsque ces deux pôles entrent en tension, la culpabilité peut devenir une façon d'exprimer l'impossibilité de satisfaire pleinement les deux à la fois, plutôt qu'un indicateur de manque d'engagement.

La culpabilité peut également être alimentée par des messages implicites ou explicites provenant de l'entourage ou de la société. L'idée qu'un « bon aidant » doit être disponible, patient et dévoué en tout temps contribue à renforcer l'impression que prendre du recul ou penser à soi est égoïste. Ces normes, souvent intériorisées, rendent difficile la reconnaissance de ses propres besoins.

Ces normes ne sont pas toujours formulées explicitement, mais elles influencent néanmoins la manière dont les personnes proches aidantes évaluent leurs comportements. Elles peuvent conduire à une autocritique sévère, même lorsque les choix posés sont raisonnables et nécessaires pour préserver un minimum d'équilibre personnel.

Chez plusieurs personnes proches aidantes, la culpabilité se manifeste sous différentes formes. Elle peut apparaître lorsqu'on ressent de l'irritation, lorsqu'on souhaite du temps pour soi, lorsqu'on délègue certaines responsabilités ou même lorsqu'on éprouve du soulagement à l'idée d'une pause. Ces réactions, pourtant humaines et compréhensibles, peuvent être interprétées comme des manquements moraux.

Il est important de souligner que la culpabilité n'est pas nécessairement un indicateur de mauvaise intention ou de manque d'engagement. Elle est souvent le reflet d'un attachement profond et d'un sens aigu des responsabilités. Toutefois, lorsqu'elle devient envahissante, elle peut contribuer à l'épuisement émotionnel et empêcher l'aidant de se protéger adéquatement.

Il peut être aidant de rappeler que la culpabilité ne constitue pas une preuve objective de responsabilité. Ressentir de la culpabilité ne signifie pas que vous avez causé un tort réel ou que vous auriez pu faire autrement dans les circonstances. Elle traduit souvent un écart entre des attentes internes élevées et une réalité humaine limitée, plutôt qu'une faute concrète.

Reconnaître la culpabilité comme une émotion fréquente chez les proches aidants permet de la remettre en contexte. Plutôt que de la considérer comme une preuve d'échec, il peut être utile de l'observer comme un signal indiquant que les exigences internes dépassent peut-être ce qui est soutenable à long terme.

Cette réflexion peut se faire sans chercher à modifier quoi que ce soit immédiatement, simplement pour mieux comprendre ce qui se joue intérieurement.

Avant d'aller plus loin, il peut être aidant de prendre un moment pour réfléchir à la place que la culpabilité occupe actuellement dans votre vécu.

Baromètre de culpabilité — Auto-réflexion

Cette grille vise à soutenir une réflexion personnelle. Il ne s'agit pas d'un outil diagnostique.

Cette grille vise également à explorer la **culpabilité** telle qu'elle peut être vécue par les personnes proches aidantes. La culpabilité n'est pas toujours explicite ; elle peut être diffuse, fluctuante ou se manifester par des pensées automatiques, des hésitations ou un inconfort persistant.

L'objectif de cette grille n'est pas d'éliminer la culpabilité, mais de **mieux la comprendre**, d'en repérer les déclencheurs et d'observer comment elle influence vos décisions et votre bien-être.

<u>Comment l'utiliser</u>

- Répondez en vous basant sur votre vécu **des dernières semaines**.
- Choisissez la réponse qui se rapproche le plus de ce que vous ressentez.
- Si certains énoncés vous semblent difficiles, notez-le : cette réaction est aussi une information.

<u>Énoncés</u>

Pour chacun des énoncés suivants, indiquez à quelle fréquence cela vous ressemble.

0 — Jamais
1 — Rarement
2 — Parfois
3 — Souvent
4 — Toujours

Dates :				
1. Je me sens coupable lorsque je pense à prendre du temps pour moi.				
2. J'ai l'impression de ne jamais en faire assez, peu importe mes efforts.				
3. Je me reproche de ressentir de l'impatience, de l'irritation ou de la lassitude.				
4. J'ai de la difficulté à dire non sans me sentir mal après coup.				
5. Je me sens responsable du bien-être émotionnel de mon proche.				
6. J'ai tendance à me comparer à ce que je crois être un « bon aidant ».				
7. Je me sens coupable lorsque je délègue ou demande de l'aide.				

Dates :				
8. Je minimise mes propres besoins en me disant que ceux de l'autre sont plus importants.				
9. Je ressens de la culpabilité même lorsque je respecte mes limites.				
10. J'ai l'impression que me protéger revient à abandonner l'autre.				

<u>Pistes de réflexion</u>

- Des réponses fréquentes à **3 ou 4** peuvent indiquer que la culpabilité occupe une place importante dans vos décisions.
- La culpabilité peut coexister avec l'amour, l'engagement et la bienveillance ; elle n'en est pas l'opposé.
- Observer **quand** la culpabilité apparaît peut être plus aidant que de chercher à la faire disparaître.

Questions pour approfondir

- Quelles situations déclenchent le plus souvent ma culpabilité ?

- Quels messages intérieurs accompagnent ce sentiment (devoir, obligation, peur de décevoir) ?

- Y a-t-il des moments où j'ai respecté mes limites sans ressentir de culpabilité ?

- De quoi aurais-je besoin pour me sentir plus légitime dans mes choix ?

Rappel important

Ce baromètre n'a pas pour but de mesurer un niveau de culpabilité, mais de mettre en lumière certaines pensées ou réactions fréquentes. Si plusieurs affirmations résonnent fortement, cela peut indiquer que la culpabilité occupe une place importante dans votre expérience actuelle de proche aidant.

La culpabilité est une émotion fréquente chez les personnes proches aidantes. Elle reflète souvent un attachement profond et un sens élevé des responsabilités. L'explorer avec bienveillance permet de réduire son impact et d'ouvrir la voie à des choix plus respectueux de vos **limites**.

Observer cette culpabilité permet parfois de prendre du recul par rapport aux exigences que l'on s'impose. Elle peut ouvrir la voie à une réflexion sur ce qui relève d'une responsabilité réaliste et ce qui relève d'attentes trop élevées envers soi-même.

Dans le prochain chapitre, nous aborderons la question des limites personnelles et les raisons pour lesquelles elles sont si souvent dépassées chez les personnes proches aidantes.

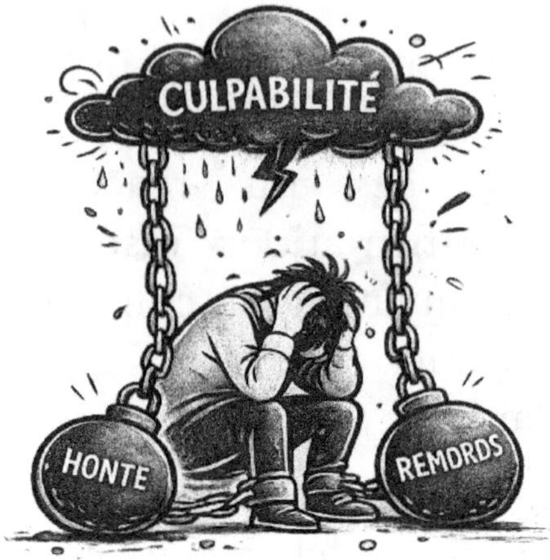
CULPABILITÉ
HONTE
REMORDS

PARTIE 3 — LES LIMITES : LES RECONNAÎTRE ET LES RESPECTER

Chapitre 6 — Pourquoi vos limites sont constamment dépassées

Pour de nombreuses personnes proches aidantes, le dépassement des limites ne se fait pas de manière volontaire ou consciente. Il survient souvent progressivement, au fil des demandes, des ajustements et des compromis faits pour répondre aux besoins de l'autre. Ce glissement graduel rend parfois difficile l'identification du moment où les limites ont commencé à s'effriter.

Dans ce contexte, le dépassement des limites est rarement vécu comme une décision consciente. Il s'inscrit plutôt dans une série de réponses adaptées à court terme, prises dans l'urgence ou par souci de bien faire. Avec le temps, ces ajustements successifs donnent l'impression que la situation actuelle a toujours été ainsi, rendant plus difficile la remise en question de ce qui est pourtant devenu excessif.

Une première raison tient à la nature même du rôle d'aidant. Aider un proche implique une relation affective forte, où les frontières entre le souci de l'autre et le respect de soi sont souvent floues. Contrairement à une relation d'aide professionnelle, il n'existe pas de cadre formel, d'horaires définis ou de limites explicitement établies. Cette absence de structure favorise une disponibilité qui peut devenir excessive avec le temps.

Plusieurs personnes proches aidantes décrivent cette impression d'avoir « glissé » dans un rôle sans s'en rendre compte. Ce qui devait être temporaire ou limité devient graduellement permanent. Il n'y a pas eu de décision claire, seulement une succession de petits ajustements faits pour répondre aux besoins du moment.

Avec le temps, cette absence de frontières explicites rend difficile l'identification de ce qui relève encore d'un engagement choisi et de ce qui est devenu une obligation intériorisée. Ce flou contribue à repousser les limites sans que cela soit pleinement conscient.

Lorsque l'engagement affectif se transforme progressivement en obligation intériorisée, il devient difficile de distinguer ce que l'on choisit encore de faire de ce que l'on croit devoir faire. Cette confusion entretient le dépassement des limites, puisque remettre en question certaines exigences peut alors être vécu comme une remise en question de la relation elle-même.

Les limites sont également mises à l'épreuve par le sentiment de responsabilité. Beaucoup de personnes proches aidantes ont l'impression qu'elles sont indispensables, voire irremplaçables.

Cette perception peut être renforcée lorsque le proche dépend fortement de leur présence ou lorsque peu d'alternatives semblent possibles. Le fait de se sentir « la seule personne capable » contribue à repousser ses propres besoins au second plan.

Les attentes internes jouent aussi un rôle central. Plusieurs aidants entretiennent des standards élevés quant à ce qu'ils devraient être capables de faire ou de tolérer. Ces attentes peuvent être liées à des valeurs personnelles, à l'histoire familiale ou à des messages intériorisés sur le devoir, la loyauté ou le sacrifice. Lorsque ces exigences internes sont rigides, les limites deviennent difficiles à reconnaître et encore plus difficiles à respecter.

Sur le plan psychologique, le dépassement des limites est souvent soutenu par un mécanisme d'adaptation bien connu : l'ajustement progressif. Lorsqu'une situation devient plus exigeante, l'individu s'adapte en augmentant temporairement ses efforts. Tant que cet ajustement permet de fonctionner, il est rarement remis en question.

Ce mécanisme est particulièrement efficace à court terme, puisqu'il permet de maintenir un fonctionnement acceptable malgré l'augmentation des exigences. Toutefois, lorsqu'il se prolonge, il contribue à un déplacement progressif des repères internes. Ce qui aurait auparavant déclenché un signal d'alerte est graduellement intégré comme normal, voire nécessaire. L'organisme et le psychisme s'adaptent, mais cette adaptation se fait au prix d'une diminution de la capacité à reconnaître ses propres seuils de tolérance. C'est souvent à l'apparition de symptômes plus marqués, comme l'épuisement, la détresse émotionnelle ou une rupture de fonctionnement, que certaines personnes proches aidantes réalisent que leurs limites ont été largement dépassées. Ce qui était initialement vécu comme temporaire s'installe alors comme une nouvelle norme.

Le problème survient lorsque cet ajustement temporaire devient la nouvelle norme. Le seuil de tolérance se déplace, et ce qui aurait été perçu comme excessif auparavant est désormais considéré comme acceptable, voire nécessaire. Ce phénomène explique pourquoi de nombreuses personnes proches aidantes réalisent que leurs limites ont été dépassées seulement après coup.

À cela s'ajoute la difficulté de tolérer la souffrance de l'autre. Voir un proche en difficulté peut susciter un fort désir de soulager, de réparer ou de prévenir toute forme de détresse. Dans ce contexte, poser une limite peut être vécu comme une source de culpabilité ou comme un acte de rejet, même lorsque cette limite est nécessaire pour se protéger.

Enfin, le dépassement des limites est souvent maintenu par l'habitude. Ce qui était initialement exceptionnel devient graduellement la norme. Les ajustements successifs s'accumulent, et il devient de plus en plus difficile de revenir en arrière sans provoquer un inconfort relationnel. Cette dynamique explique pourquoi de nombreuses personnes proches aidantes se retrouvent à fonctionner bien au-delà de ce qu'elles auraient jugé acceptable au départ.

Comprendre pourquoi les limites sont constamment dépassées permet de déplacer le regard. Il ne s'agit pas d'un manque de volonté ou de fermeté, mais d'un ensemble de facteurs relationnels, émotionnels et contextuels qui rendent la mise en place de limites particulièrement complexe. Cette compréhension est une étape essentielle avant de pouvoir reconnaître ses propres limites et envisager des ajustements plus soutenables.

Cette compréhension constitue une étape clé, car elle permet de créer un espace de réflexion sans auto-accusation. Avant même de chercher à poser des limites, il devient possible de s'interroger sur la manière dont celles-ci ont été progressivement déplacées, parfois sans que l'on s'en rende compte.

Avant même de poser des limites, encore faut-il être capable de les reconnaître. Or, lorsque l'habitude de se dépasser est bien installée, les signaux internes peuvent devenir flous ou être minimisés.

Dans le prochain chapitre, nous verrons comment apprendre à reconnaître ses limites avant que l'épuisement ne s'installe, et comment repérer les signaux internes qui indiquent qu'un seuil est en train d'être franchi.

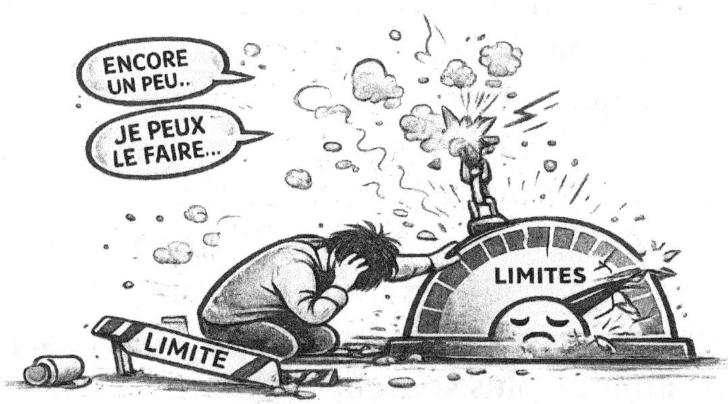

Chapitre 7 — Reconnaître ses limites avant l'épuisement

Reconnaître ses limites est rarement évident lorsqu'on est une personne proche aidante. Beaucoup continuent d'avancer tant qu'il est encore possible de « tenir le coup », même lorsque les signaux d'alerte sont déjà présents. Les limites ne se manifestent pas toujours de manière claire ou brutale ; elles apparaissent souvent sous forme de petits indices, faciles à ignorer lorsqu'on est concentré sur les besoins de l'autre.

Cette impression de pouvoir encore tenir repose souvent sur une évaluation à court terme de ses capacités. Tant que les conséquences ne sont pas immédiates ou visibles, il peut sembler raisonnable de poursuivre. Toutefois, cette logique rend plus difficile l'identification du moment où l'accumulation des efforts commence à fragiliser l'équilibre global.

Chez plusieurs personnes proches aidantes, l'absence de crise manifeste devient un critère implicite pour évaluer leurs limites. Tant qu'il n'y a pas d'effondrement, de rupture ou de symptôme majeur, il peut sembler prématuré de ralentir ou de s'ajuster. Cette façon de se fier uniquement à l'absence de signes graves peut toutefois retarder la reconnaissance de limites déjà fragilisées.

Les limites personnelles concernent autant le corps que l'esprit. Elles peuvent se manifester par une fatigue persistante, une diminution de la tolérance au stress ou une difficulté accrue à gérer des situations auparavant supportables. Sur le plan émotionnel, reconnaître ses limites peut signifier constater une perte de patience, un sentiment d'envahissement ou une impression de fonctionner en permanence en mode survie.

Ces manifestations peuvent apparaître sous forme de signaux faibles, parfois discrets, avant de devenir plus envahissants. Les ignorer n'est pas un signe de négligence, mais souvent le résultat d'une attention portée prioritairement à l'autre. Apprendre à repérer ces signaux précoces permet toutefois d'intervenir avant que les conséquences ne deviennent plus difficiles à récupérer.

Un des obstacles fréquents à la reconnaissance des limites est la normalisation de l'inconfort. Plusieurs personnes proches aidantes s'habituent à un niveau élevé de fatigue ou de tension, au point de le considérer comme normal. Ce phénomène peut retarder la prise de conscience et faire en sorte que les limites ne soient reconnues qu'une fois largement dépassées.

Il est aussi fréquent de confondre limites et incapacité. Reconnaître une limite peut être perçu comme admettre une faiblesse ou un manque de résilience. Pourtant, les limites sont des indicateurs essentiels du fonctionnement humain. Elles signalent le point à partir duquel un ajustement devient nécessaire pour préserver l'équilibre et prévenir l'épuisement.

Dans cette perspective, les limites ne sont pas des obstacles à contourner, mais des repères à respecter. Elles permettent d'ajuster l'engagement de manière plus réaliste et soutenable, en tenant compte à la fois des besoins de l'autre et des siens. Les ignorer revient souvent à repousser un problème qui réapparaîtra sous une forme plus contraignante. Elles indiquent non pas ce qu'il faut éviter à tout prix, mais ce qui permet de continuer sans s'abîmer.

Apprendre à reconnaître ses limites avant l'épuisement implique de porter attention à ce qui se passe en soi, parfois avant même que des conséquences majeures ne se manifestent. Cela demande de ralentir, d'observer ses réactions et d'accepter que certaines exigences dépassent ce qui est soutenable à long terme.

Cette attention à soi ne nécessite pas de tout analyser ni de prendre des décisions immédiates. Il s'agit avant tout d'un espace d'observation, qui peut être revisité à différents moments, selon l'évolution de la situation et de votre état.

Avant de poursuivre, la grille suivante propose un moment d'arrêt pour réfléchir à la façon dont vos limites se manifestent actuellement dans votre rôle de proche aidant.

Grille d'auto-évaluation — Limites personnelles

Cette grille vise à soutenir une réflexion personnelle. Il ne s'agit pas d'un outil diagnostique.

Cette grille vise également à soutenir une **prise de conscience des limites personnelles** dans le contexte de l'aide à un proche. Les limites ne sont pas des barrières fixes ; elles évoluent selon l'énergie disponible, le soutien présent et les circonstances de vie.

Chez les personnes proches aidantes, les limites sont souvent repoussées progressivement, parfois sans être clairement identifiées. Cette grille permet d'explorer comment vos limites sont perçues, respectées ou dépassées dans votre quotidien actuel.

Comment l'utiliser

- Répondez en vous basant sur votre vécu **des dernières semaines**.
- Choisissez la réponse qui correspond le mieux à votre réalité actuelle.
- Si certaines questions suscitent un inconfort, notez-le : cela peut indiquer une zone sensible à explorer avec bienveillance.

Énoncés

Pour chacun des énoncés suivants, indiquez à quelle fréquence cela vous ressemble.

0 — Jamais
1 — Rarement
2 — Parfois
3 — Souvent
4 — Toujours

Dates :				
1. J'ai de la difficulté à identifier mes propres limites avant qu'elles ne soient dépassées.				
2. Je remarque mes limites surtout lorsque je me sens déjà épuisé(e) ou irrité(e).				
3. J'accepte des demandes même lorsque je sens que cela me coûte.				
4. Je me sens mal à l'aise lorsque je tente d'exprimer une limite.				
5. J'ai l'impression que mes limites ne sont pas toujours comprises ou respectées.				
6. Je repousse mes limites en me disant que « ce n'est que temporaire ».				

Dates :				
7. J'ai de la difficulté à maintenir une limite une fois qu'elle est posée.				
8. Je me sens responsable des réactions de l'autre lorsque je pose une limite.				
9. J'ai tendance à minimiser l'impact du dépassement de mes limites sur mon bien-être.				
10. Je me sens plus souvent en mode adaptation qu'en mode choix.				

<u>**Pistes de réflexion**</u>

- Des réponses fréquentes à **3 ou 4** peuvent indiquer que vos limites sont régulièrement mises à l'épreuve.
- Une difficulté à répondre à certains énoncés peut signaler que vos limites sont peu claires ou peu accessibles actuellement.
- Les limites ne sont pas un échec ; elles sont des **indicateurs de besoins**.

Questions pour approfondir

- Quels signes m'indiquent habituellement que je dépasse mes limites ?

____

____

- Dans quelles situations ai-je le plus de difficulté à poser ou maintenir une limite ?

____

____

- Quelles limites me semblent les plus essentielles à protéger en ce moment ?

____

____

- Qu'est-ce qui pourrait m'aider à respecter davantage mes propres limites ?

____

____

Rappel important

Avoir des limites n'est ni un manque de générosité ni un refus de l'autre. Les limites permettent de préserver l'énergie nécessaire pour continuer à être présent de façon **authentique**. Les reconnaître constitue une étape essentielle vers un engagement plus soutenable.

Si plusieurs affirmations vous semblent familières, cela peut indiquer que certaines limites sont actuellement mises à l'épreuve. Reconnaître ces signaux tôt permet souvent d'éviter que la fatigue ne s'installe de manière plus profonde et plus difficile à récupérer.

Dans le prochain chapitre, nous aborderons une question centrale pour de nombreuses personnes proches aidantes : comment dire non et poser des limites sans avoir l'impression d'abandonner l'autre.

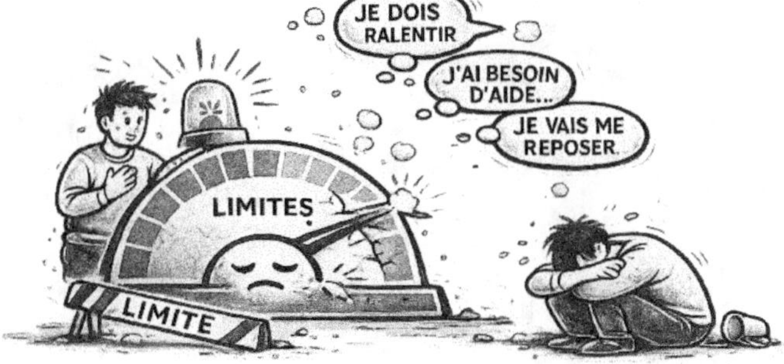
JE DOIS RALENTIR
J'AI BESOIN D'AIDE...
JE VAIS ME REPOSER.
LIMITES
LIMITE

Chapitre 8 — Dire non sans abandonner l'autre

Dire non est souvent l'un des gestes les plus difficiles pour une personne proche aidante. Même lorsque la fatigue est bien présente et que les limites sont dépassées, refuser une demande peut susciter un profond malaise. Pour plusieurs, dire non est rapidement associé à l'idée d'abandon, de rejet ou de manque de compassion.

Cette difficulté est étroitement liée à la relation affective qui unit l'aidant à son proche. Lorsqu'un lien émotionnel fort est en jeu, poser une limite peut être vécu comme une rupture du lien ou comme une trahison de ses valeurs. Le désir de protéger l'autre, de soulager sa souffrance ou d'éviter sa détresse rend le refus particulièrement confrontant.

Derrière la difficulté à dire non se cache souvent une peur profonde : celle de faire souffrir l'autre ou de détériorer la relation. Pour plusieurs personnes proches aidantes, refuser une demande revient à provoquer volontairement une détresse qu'elles cherchent précisément à éviter. Cette peur peut être si forte qu'elle pousse à maintenir une disponibilité coûteuse, même lorsque les limites sont largement dépassées.

Dans ce contexte, dire non peut être vécu comme un acte de violence relationnelle, alors qu'il s'agit le plus souvent d'un geste de protection. La souffrance ressentie par l'autre n'est généralement pas créée par la limite elle-même, mais par l'ajustement qu'elle impose à une dynamique qui s'était installée. Reconnaître cette distinction permet de réduire l'auto-accusation associée au refus.

Il est important de reconnaître que cette peur n'est pas irrationnelle. Elle s'inscrit dans une relation où le lien affectif est central, et où le bien-être de l'autre a une valeur émotionnelle élevée.

Il est important de reconnaître que dire non ne signifie pas cesser d'aider. Il s'agit plutôt d'un ajustement dans la façon d'être présent. Une limite posée vise à préserver la relation dans la durée, en évitant que l'aide ne devienne source d'épuisement ou de ressentiment. Lorsqu'une personne proche aidante continue au-delà de ses capacités, le risque n'est pas seulement personnel ; la relation elle-même peut en souffrir.

Confondre la limite avec le rejet est fréquent lorsque l'aide repose sur un lien affectif. Pourtant, dire non à une demande précise n'équivaut pas à dire non à la relation. Une limite concerne un comportement, une action ou une attente ; elle ne remet pas en question l'attachement ni la valeur de l'autre.

Cette distinction peut être difficile à intégrer émotionnellement, même lorsqu'elle est comprise sur le plan rationnel. C'est pourquoi poser une limite peut rester inconfortable, même lorsqu'elle est justifiée et nécessaire.

Dire non peut aussi être difficile parce que cela implique de tolérer l'inconfort émotionnel qui suit. La culpabilité, la crainte de décevoir ou la peur de réactions négatives peuvent amener à revenir sur une limite pourtant nécessaire. Cet inconfort est souvent interprété comme un signe que la limite soit mauvaise ou injustifiée, alors qu'il s'agit simplement d'une réaction normale à un changement dans la dynamique relationnelle.

L'inconfort émotionnel qui suit une limite ne constitue pas un critère pour juger de sa pertinence. Il indique plutôt que quelque chose change dans la relation, et que cet ajustement demande du temps. Apprendre à tolérer cet inconfort sans invalider immédiatement la limite posée fait partie intégrante du processus.

Poser une limite demande également de clarifier ce qui est possible et ce qui ne l'est pas. Cela suppose de reconnaître ses propres besoins et de leur accorder une valeur légitime. Pour de nombreuses personnes proches aidantes, cette reconnaissance constitue un apprentissage, surtout lorsqu'elles ont longtemps mis leurs besoins de côté.

Il peut être aidant de se rappeler qu'une limite claire est souvent plus sécurisante qu'une disponibilité fluctuante. Dire oui alors que l'on est déjà à bout peut mener à des réactions impulsives, à de l'irritabilité ou à un retrait émotionnel. À l'inverse, une limite posée de façon réfléchie permet d'être plus présent lorsque l'on choisit réellement de l'être.

La cohérence dans les limites contribue à stabiliser la relation et à réduire, à long terme, l'incertitude émotionnelle pour les deux parties.

Dire non sans abandonner l'autre implique aussi d'accepter que certaines réactions échappent à votre contrôle. Le proche peut ressentir de la déception, de la tristesse ou de la frustration. Ces émotions ne signifient pas que la limite est incorrecte. Elles font partie du processus d'ajustement et peuvent exister sans remettre en question la qualité du lien.

Chez plusieurs personnes proches aidantes, une limite est associée à la crainte que la relation se détériore de façon irréversible. Cette anticipation catastrophique peut rendre chaque refus démesurément anxiogène. Or, dans la majorité des situations, les relations s'ajustent plutôt qu'elles ne se brisent. Une limite claire et cohérente tend davantage à transformer la dynamique qu'à rompre le lien.

Apprendre à dire non est rarement un geste isolé. Il s'agit d'un processus graduel, fait d'essais, d'ajustements et parfois de retours en arrière. Chaque limite posée constitue une expérience à partir de laquelle il est possible d'apprendre et d'affiner sa façon de se protéger tout en maintenant la relation.

L'un des aspects les plus exigeants du fait de dire non est la période qui suit. L'inconfort émotionnel, culpabilité, doute, tristesse, peut persister même lorsque la limite était réfléchie. Apprendre à dire non implique aussi d'apprendre à tolérer cet inconfort sans revenir systématiquement sur la limite posée.

Avec le temps et la répétition, cet inconfort tend à diminuer. La limite devient plus intégrée, et la relation peut s'ajuster à un nouveau fonctionnement, souvent plus respectueux des besoins de chacun.

Dans le prochain chapitre, nous aborderons une autre forme d'usure souvent liée à l'aide prolongée : la fatigue de compassion, et la manière dont elle peut s'installer lorsque l'empathie est sollicitée en continu.

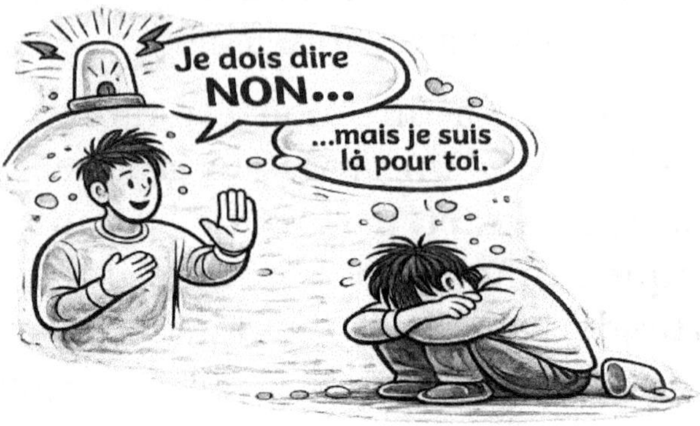
Je dois dire NON...
...mais je suis là pour toi.

PARTIE 4 — L'USURE ÉMOTIONNELLE DU RÔLE D'AIDANT

Chapitre 9 — La fatigue de compassion

La fatigue de compassion désigne l'usure émotionnelle qui peut survenir lorsque l'empathie est sollicitée de façon intense et prolongée. Chez les personnes proches aidantes, elle apparaît souvent lorsque le souci constant pour l'autre occupe une place centrale, laissant peu d'espace à la récupération émotionnelle.

Contrairement à l'indifférence ou au désengagement, la fatigue de compassion est le résultat d'un investissement profond. Elle touche précisément celles et ceux qui se soucient sincèrement du bien-être de leur proche, qui tentent d'être attentifs, présents et compréhensifs, parfois au détriment de leurs propres besoins émotionnels.

Dans ce contexte, la fatigue de compassion ne traduit pas un changement des valeurs ou de l'attachement, mais une diminution temporaire des ressources émotionnelles disponibles. L'empathie reste présente, mais elle devient plus coûteuse à mobiliser lorsque l'exposition à la souffrance est continue et que les possibilités de récupération sont limitées.

Cette forme de fatigue peut se manifester par une diminution de la capacité à ressentir de l'empathie, une impression de distance émotionnelle ou un engourdissement affectif. Certaines personnes décrivent le sentiment de « ne plus rien avoir à donner », même si elles souhaitent continuer à aider. D'autres remarquent une irritabilité accrue, une impatience inhabituelle ou une tendance à éviter les interactions émotionnellement chargées.

Il est important de souligner que la fatigue de compassion n'est pas un signe de froideur ou de manque d'humanité. Elle constitue plutôt une réaction de protection face à une exposition répétée à la souffrance, à l'inquiétude ou à la détresse de l'autre. Lorsque l'empathie est constamment mobilisée sans possibilité de récupération, le système émotionnel cherche à se préserver.

Cette protection peut prendre la forme d'un certain retrait émotionnel, d'un engourdissement affectif ou d'une mise à distance intérieure. Bien que ces réactions puissent être déroutantes, elles représentent souvent une tentative de l'organisme de limiter une surcharge émotionnelle devenue trop intense.

Il est important de rappeler que cette mise à distance émotionnelle est généralement réversible. Lorsque les conditions de récupération sont réunies et que la charge émotionnelle diminue, la capacité d'empathie tend à se rétablir. La fatigue de compassion n'indique donc pas une transformation durable de la personne, mais plutôt un signal que les ressources émotionnelles ont besoin d'être restaurées.

La fatigue de compassion peut également s'accompagner d'un sentiment de culpabilité. Se sentir moins touché, moins patient ou moins disponible émotionnellement peut être vécu comme une trahison de son rôle d'aidant. Pourtant, ces réactions sont fréquentes et largement documentées dans les contextes d'aide prolongée, tant chez les proches aidants que chez les professionnels de la relation d'aide.

Reconnaître la fatigue de compassion permet de normaliser ces expériences et de comprendre qu'elles ne traduisent pas un manque d'engagement, mais plutôt un besoin de protection et de rééquilibrage. Ignorer ces signaux peut mener à une usure plus marquée, voire à un retrait émotionnel plus difficile à inverser.

Cette usure s'installe d'autant plus facilement lorsque l'aidant met systématiquement ses propres besoins émotionnels au second plan. À force de se centrer sur la souffrance de l'autre, il devient parfois difficile de percevoir ce qui se passe en soi, ouvrant la porte à un oubli progressif de ses propres repères.

Cette réflexion peut être revisitée à différents moments, selon l'évolution de la situation et de votre état émotionnel. Les manifestations de la fatigue de compassion peuvent fluctuer dans le temps, en fonction de l'intensité des exigences et des possibilités de récupération.

Avant d'aller plus loin, la grille suivante propose un temps d'arrêt pour réfléchir à la manière dont la fatigue de compassion peut se manifester dans votre vécu actuel.

Indice de fatigue de compassion — Auto-réflexion

Cette grille vise à soutenir une réflexion personnelle. Il ne s'agit pas d'un outil diagnostique.

Cette grille vise également à explorer certains **signaux associés à la fatigue de compassion**, un état qui peut se développer lorsque l'exposition prolongée à la souffrance de l'autre mobilise intensément l'empathie et les ressources émotionnelles.

La fatigue de compassion ne signifie pas un manque de sensibilité ou d'humanité. Elle reflète plutôt un **engagement empathique soutenu**, souvent sans espace suffisant pour se ressourcer.

Comment l'utiliser

- Répondez en fonction de votre vécu **des dernières semaines**.
- Prenez le temps de ressentir ce que chaque énoncé évoque.
- Si certaines questions vous touchent particulièrement, notez-le : cela peut être un signal important.

Énoncés

Pour chacun des énoncés suivants, indiquez à quelle fréquence cela vous ressemble.

0 — Jamais
1 — Rarement
2 — Parfois
3 — Souvent
4 — Toujours

Dates :				
1. Je me sens émotionnellement affecté(e) par la souffrance de mon proche, même en dehors des moments d'aide.				
2. J'ai l'impression d'absorber les émotions ou l'anxiété de l'autre.				
3. Je me sens plus détaché(e) ou moins sensible qu'auparavant, même si cela me dérange.				
4. Je ressens une fatigue profonde après des interactions émotionnellement chargées.				
5. J'ai de la difficulté à « laisser aller » ce que vit mon proche.				

Dates :				
6. Je me sens parfois envahi(e) par un sentiment d'impuissance face à la situation.				
7. J'ai l'impression que ma capacité d'empathie est mise à rude épreuve.				
8. Je remarque une diminution de ma tolérance émotionnelle.				
9. Je me sens plus vulnérable émotionnellement qu'avant.				
10. J'ai l'impression que prendre soin de l'autre m'épuise davantage que cela ne me nourrit.				

Pistes de réflexion

- Des réponses fréquentes à **3 ou 4** peuvent indiquer une fatigue de compassion plus marquée actuellement.
- Un sentiment de détachement ou d'engourdissement émotionnel peut être une **réaction de protection**, et non un manque de compassion.
- Observer l'évolution de vos réponses dans le temps peut aider à repérer des besoins de soutien ou de récupération.

Questions pour approfondir

- Quelles situations me demandent le plus d'empathie émotionnelle ?

____

____

- Ai-je des espaces où je peux déposer ce que je ressens sans devoir soutenir l'autre ?

____

____

- Qu'est-ce qui m'aide habituellement à me ressourcer émotionnellement ?

____

____

- Ai-je tendance à me négliger lorsque la souffrance de l'autre est intense ?

____

____

Rappel important

Observer ces signes permet parfois de reconnaître un besoin de récupération émotionnelle ou de soutien supplémentaire. Prendre soin de soi, poser certaines limites ou diversifier les sources de soutien peut contribuer à préserver la capacité d'empathie dans la durée.

La fatigue de compassion est une expérience reconnue chez les personnes engagées dans des relations d'aide prolongées. La reconnaître constitue un geste de **lucidité** et de **protection**. Si ces signaux deviennent envahissants ou persistants, un **soutien professionnel** peut offrir un espace sécurisant pour les explorer.

Dans le prochain chapitre, nous explorerons ce qui se produit lorsque l'aidant s'oublie progressivement, et les conséquences possibles de l'auto-sacrifice prolongé.

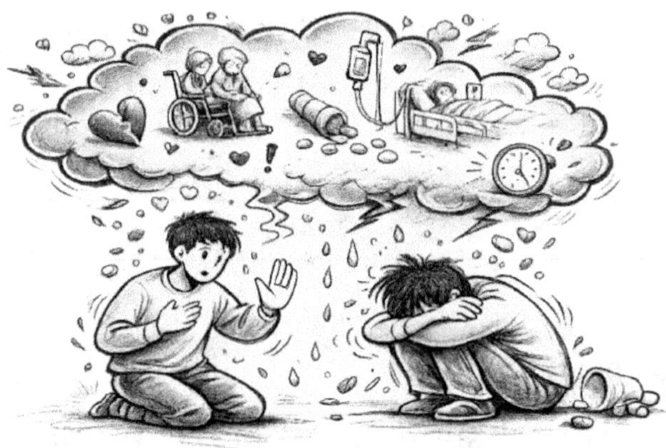

Chapitre 10 — Quand l'aidant s'oublie

S'oublier ne se fait pas d'un seul coup. Pour une personne proche aidante, cela survient souvent de manière graduelle, à mesure que les besoins de l'autre prennent plus de place et que l'attention portée à soi diminue. Ce glissement est rarement intentionnel ; il s'installe dans un contexte où l'urgence, la responsabilité et la loyauté occupent le devant de la scène.

Ce paradoxe réside dans le fait que plus l'engagement envers l'autre est fort, plus il peut contribuer à l'effacement progressif de soi. Ce n'est pas un désintérêt pour sa propre personne, mais plutôt un déplacement de l'attention, orientée presque exclusivement vers ce qui semble prioritaire et urgent.

S'oublier peut d'abord signifier remettre à plus tard ses propres besoins. Le repos, les loisirs, les relations personnelles ou même les soins de base peuvent sembler secondaires face aux exigences du rôle d'aidant. Peu à peu, ce qui était autrefois essentiel devient optionnel, voire perçu comme superflu.

Cet effacement progressif de soi est souvent soutenu par des justifications compréhensibles : « ce n'est pas le moment », « il a plus besoin que moi

», « je verrai plus tard ». Ces pensées jouent un rôle protecteur à court terme, en permettant de maintenir une cohérence et de répondre aux exigences immédiates. Toutefois, lorsqu'elles deviennent permanentes, elles rendent plus difficile la reconnaissance du moment où les besoins personnels cessent d'être temporairement reportés et deviennent durablement négligés.

Lorsque l'aidant s'oublie, les conséquences peuvent être multiples. Sur le plan émotionnel, cela peut se traduire par un sentiment de vide, une perte de motivation ou une impression de ne plus se reconnaître. Certaines personnes décrivent un éloignement de ce qui leur procurait du sens ou du plaisir auparavant. Sur le plan relationnel, l'isolement peut s'accentuer, surtout lorsque les échanges se recentrent presque exclusivement autour du rôle d'aidant.

S'oublier peut également affecter la perception de soi. L'identité personnelle risque de se confondre avec le rôle d'aidant, au point où il devient difficile de se définir autrement. Cette réduction de l'identité peut rendre encore plus complexe l'idée de prendre du recul ou de modifier la dynamique d'aide, puisque le rôle est devenu central pour se sentir utile ou légitime.

Pour certaines personnes, l'idée de se recentrer sur soi peut susciter une inquiétude profonde :

celle de ne plus savoir qui l'on est en dehors du rôle d'aidant. Cette crainte peut renforcer l'attachement au rôle, même lorsque celui-ci devient coûteux, et rendre toute tentative de rééquilibrage émotionnel plus délicate.

Lorsque le rôle d'aidant occupe une place centrale dans l'identité, il peut devenir une source importante de valorisation personnelle. Remettre en question certains aspects de ce rôle ne signifie pas renoncer à ce qui donne du sens, mais plutôt chercher à élargir à nouveau l'espace accordé à d'autres dimensions de soi.

Il est important de souligner que s'oublier n'est pas un choix conscient ni un manque de conscience de soi. Il s'agit souvent d'une stratégie d'adaptation face à une situation exigeante et prolongée. Toutefois, lorsque cette stratégie devient permanente, elle peut fragiliser l'équilibre émotionnel et augmenter le risque d'épuisement.

Reconnaître que l'on s'est un peu perdu en chemin peut être confrontant. Cela peut susciter de la tristesse, de la colère ou de la culpabilité. Pourtant, cette prise de conscience constitue aussi une opportunité : celle de réintroduire progressivement des éléments de soi dans le quotidien, sans nécessairement remettre en question l'engagement envers l'autre.

Cette réintégration n'a pas à être immédiate ni radicale. Elle peut commencer par de petits ajustements, parfois discrets, qui redonnent progressivement une place à ce qui nourrit l'équilibre personnel et soutient la capacité d'aider dans la durée.

Dans les prochains chapitres, nous aborderons des stratégies concrètes pour se protéger émotionnellement, alléger la charge mentale et rétablir un équilibre plus soutenable, tout en poursuivant le rôle de proche aidant.

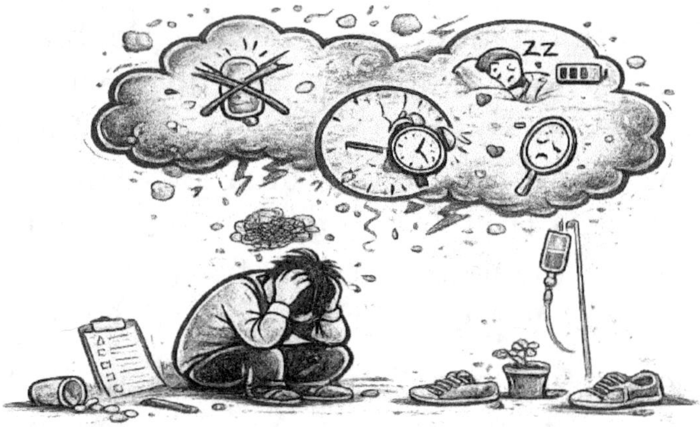

PARTIE 5 — STRATÉGIES CONCRÈTES ET VALIDÉES

Chapitre 11 — Se protéger émotionnellement au quotidien

Se protéger émotionnellement ne signifie pas devenir indifférent ou se détacher de la relation avec son proche. Il s'agit plutôt de reconnaître que l'engagement affectif a besoin de balises pour rester soutenable dans le temps. Sans ces balises, l'aide peut devenir une source d'usure plutôt qu'un soutien mutuel.

Il est fréquent que la notion de protection émotionnelle soit mal comprise ou associée à une forme de retrait affectif. Certaines personnes craignent qu'en se protégeant, elles deviennent moins présentes, moins empathiques ou moins humaines. Cette perception peut rendre toute tentative de protection intérieure inconfortable, voire culpabilisante.

Cette association entre protection et retrait est largement répandue, mais elle repose sur une compréhension réductrice de la relation d'aide. Elle laisse croire qu'il faudrait choisir entre se protéger et rester en lien, alors que ces deux dimensions peuvent coexister lorsque les limites sont ajustées de façon consciente.

En réalité, se protéger émotionnellement ne consiste pas à ériger une barrière rigide entre soi et l'autre, mais plutôt à reconnaître les limites de ce qui peut être porté sans s'abîmer. Il s'agit d'un ajustement, et non d'un désengagement. Cette distinction est centrale pour permettre une relation d'aide qui demeure vivante et respectueuse dans le temps.

Ces balises émotionnelles ne sont pas fixes ni définitives. Elles peuvent évoluer selon le contexte, l'état émotionnel de chacun et les périodes de la vie. Les reconnaître permet d'ajuster sa présence de façon plus souple, plutôt que de fonctionner en tout ou rien.

La protection émotionnelle commence souvent par une prise de conscience : celle de vos propres réactions, de vos seuils de tolérance et des situations qui vous coûtent le plus. Certaines interactions, certains moments de la journée ou certaines responsabilités peuvent être particulièrement exigeants sur le plan émotionnel. Les identifier permet déjà de réduire le sentiment d'impuissance.

Une stratégie centrale consiste à différencier ce qui relève de votre responsabilité de ce qui ne vous appartient pas. En tant que personne proche aidante, vous pouvez offrir une présence, un soutien et des gestes concrets, mais vous ne pouvez pas contrôler l'évolution de la situation, les émotions de l'autre ou les résultats finaux. Accepter cette distinction aide à diminuer la charge émotionnelle liée au sentiment de devoir tout porter.

Reconnaître cette limite de responsabilité émotionnelle ne signifie pas se désintéresser de ce que vit l'autre, mais accepter que certaines expériences lui appartiennent. Cette distinction permet de rester présent sans s'attribuer la charge de réparer, de soulager ou de résoudre ce qui dépasse son pouvoir réel.

Se protéger émotionnellement implique aussi de développer ce que l'on appelle la différenciation émotionnelle. Cela signifie être en mesure de rester en lien avec l'autre sans absorber entièrement ses émotions, sa détresse ou son anxiété. Chez les personnes proches aidantes, cette frontière émotionnelle est souvent fragile, surtout lorsque la souffrance de l'autre est intense ou répétée.

Sans différenciation émotionnelle, l'aidant peut se retrouver à vivre les émotions de son proche comme si elles étaient les siennes, ce qui accentue la fatigue émotionnelle et le sentiment d'envahissement. À l'inverse, apprendre à reconnaître ce qui appartient à l'autre et ce qui vous appartient permet de demeurer présent tout en se protégeant intérieurement.

Dans certaines situations, se protéger émotionnellement signifie aussi apprendre à ne pas tout prendre personnellement. La fatigue, la douleur, la peur ou la perte de contrôle vécue par le proche peuvent parfois s'exprimer sous forme de reproches, de paroles dures ou d'attitudes blessantes. Reconnaître que ces réactions sont souvent liées à la souffrance de l'autre, et non à votre valeur ou à vos intentions, permet de réduire l'impact émotionnel et de préserver votre équilibre intérieur.

Il est également important de reconnaître vos limites émotionnelles au même titre que vos limites physiques. Se sentir irrité, triste, découragé ou vidé n'est pas un signe d'échec, mais une information sur votre état intérieur. Prendre ces signaux au sérieux permet d'ajuster votre engagement avant que l'usure ne s'installe davantage.

La régulation émotionnelle au quotidien peut aussi passer par de petits espaces de récupération. Il ne s'agit pas nécessairement de longues pauses ou de changements majeurs, mais de moments courts et réguliers où l'attention n'est pas dirigée vers le rôle d'aidant. Ces espaces peuvent contribuer à restaurer une certaine disponibilité émotionnelle.

Se protéger émotionnellement implique parfois de revoir certaines attentes envers soi-même. Vouloir toujours être patient, calme ou compréhensif peut créer une pression interne difficile à maintenir. Remplacer ces attentes idéalisées par des objectifs plus réalistes favorise une relation d'aide plus humaine et plus durable.

Certaines personnes proches aidantes découvrent qu'elles se protègent déjà, sans le nommer : en évitant certaines conversations, en se retirant temporairement ou en réduisant leur exposition émotionnelle. Reconnaître ces ajustements comme des tentatives de protection, et non comme des échecs, permettent de les affiner plutôt que de les nier.

Le soutien social constitue également un facteur de protection important. Pouvoir exprimer ce que vous vivez, sans crainte d'être jugé, permet de diminuer l'isolement émotionnel. Ce soutien peut prendre différentes formes : une personne de confiance, un groupe de soutien ou un professionnel. L'essentiel est de ne pas rester seul avec ce qui est lourd.

Se protéger émotionnellement suppose également de reconnaître la légitimité de votre propre bien-être. Lorsque l'aide s'inscrit dans la durée, il est fréquent que le bien-être de l'aidant soit perçu comme secondaire, voire conditionnel au bien-être de l'autre. Cette hiérarchisation implicite peut conduire à une mise à l'écart progressive de vos besoins émotionnels.

Se protéger émotionnellement ne consiste pas à réduire l'importance de l'autre, mais à reconnaître la valeur égale de votre propre expérience intérieure. Votre bien-être n'est ni accessoire ni égoïste ; il constitue une condition essentielle pour maintenir une présence authentique et respectueuse dans la relation d'aide. Reconnaître cette légitimité permet de préserver la relation dans un cadre plus soutenable et plus humain.

Enfin, se protéger émotionnellement suppose de reconnaître que votre bien-être a une valeur intrinsèque. Prendre soin de vous n'est pas un luxe ni une récompense conditionnelle à vos efforts. C'est une nécessité pour continuer à être présent de manière authentique et respectueuse, autant envers vous-même qu'envers l'autre.

Dans le prochain chapitre, nous verrons comment certaines stratégies peuvent aider à alléger la charge mentale sans pour autant tout abandonner ou se retirer du rôle d'aidant.

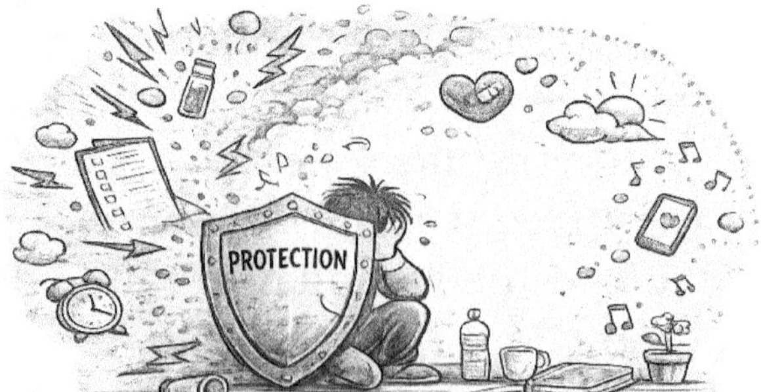

Chapitre 12 — Alléger la charge mentale sans tout lâcher

Alléger la charge mentale ne signifie pas se retirer du rôle de proche aidant ni réduire l'aide à néant. Pour plusieurs, l'idée même de « lâcher prise » peut sembler irréaliste ou anxiogène. Ce chapitre propose plutôt d'explorer comment diminuer la pression mentale tout en demeurant engagé, mais de façon plus soutenable.

Cette anxiété repose souvent sur la crainte qu'en relâchant l'attention, quelque chose d'important soit négligé ou que la situation se détériore. Pour plusieurs personnes proches aidantes, alléger la charge mentale peut alors être confondu avec une prise de risque, plutôt qu'avec un ajustement nécessaire.

La charge mentale ne repose pas uniquement sur la quantité de tâches à accomplir, mais aussi sur le fait de devoir constamment anticiper, planifier et se rappeler ce qui doit être fait. Cette vigilance continue occupe l'esprit, même en l'absence d'actions concrètes. Pour les personnes proches aidantes, cette charge est souvent amplifiée par le sentiment d'être la principale personne à devoir penser à tout.

Cette mobilisation constante de l'attention limite la possibilité de repos mental réel. Même lors de moments plus calmes, l'esprit demeure occupé, ce qui peut expliquer la sensation de fatigue persistante ou de saturation, indépendamment du nombre de tâches concrètes réalisées.

Lorsque cette responsabilité mentale n'est pas partagée ou reconnue, elle peut devenir particulièrement lourde. Le fait de devoir tout garder en tête, rendez-vous, décisions, inquiétudes, imprévus possibles, contribue à l'épuisement, même lorsque les gestes posés semblent limités.

S'autoriser à faire moins, ou à faire autrement ne signifie pas réduire l'importance accordée à l'autre. Cela implique plutôt de reconnaître que l'énergie mentale est une ressource limitée. Accepter que certaines tâches soient reportées, simplifiées ou partagées, même si cela ne correspond pas à vos standards habituels, permet souvent de préserver une qualité de présence plus stable et plus respectueuse. Ce ralentissement peut être progressif et ponctuel, sans exiger de transformation radicale du quotidien.

Une première piste consiste à rendre visible ce qui occupe votre esprit. La charge mentale est souvent lourde parce qu'elle reste diffuse et non formulée. Prendre le temps d'identifier ce qui vous préoccupe, décisions à prendre, tâches à ne pas oublier, inquiétudes récurrentes, permet de sortir d'un fonctionnement où tout est porté intérieurement. Mettre ces éléments à l'écrit ou les verbaliser peut déjà alléger l'espace mental.

Il peut également être utile de distinguer l'important de l'urgent. Lorsque tout semble prioritaire, la pression augmente rapidement. Clarifier ce qui nécessite une attention immédiate et ce qui peut attendre aide à réduire la sensation d'urgence constante. Cette hiérarchisation n'a pas besoin d'être parfaite ; elle vise surtout à diminuer le sentiment de devoir penser à tout en même temps.

Pour certaines personnes, il peut être aidant de distinguer ce qui relève d'une responsabilité réelle de ce qui relève d'une inquiétude anticipée. Cette distinction permet de réduire la pression mentale liée au besoin de tout prévoir, tout en maintenant un engagement réaliste.

Les inquiétudes anticipées sont souvent alimentées par le désir de prévenir toute difficulté ou souffrance. Bien qu'elles soient compréhensibles, elles peuvent occuper une place disproportionnée dans l'espace mental. Apprendre à reconnaître ces pensées comme des inquiétudes, plutôt que comme des obligations immédiates, permettent de réduire leur emprise.

Chez de nombreuses personnes proches aidantes, la charge mentale est étroitement liée à une pression implicite de tout contrôler. Cette pression ne découle pas nécessairement d'un désir de maîtrise, mais plutôt d'une inquiétude constante : celle que quelque chose d'important soit oublié ou mal géré.

Chercher à tout anticiper peut donner l'impression de se protéger contre l'imprévu. Toutefois, cette stratégie a un coût élevé sur le plan mental. Plus l'effort de contrôle est important, plus l'espace mental se réduit. Reconnaître que tout ne peut être prévu ni maîtrisé constitue souvent une étape clé pour alléger la charge mentale, sans pour autant se désengager.

Partager certaines responsabilités constitue une autre stratégie centrale, même lorsque cela semble difficile. Pour plusieurs personnes proches aidantes, déléguer ou demander de l'aide est associé à un sentiment de perte de contrôle ou à la crainte que les choses ne soient pas faites « comme il faut ». Pourtant, alléger la charge mentale passe souvent par l'acceptation que tout n'a pas à reposer sur une seule personne.

Alléger la charge mentale implique aussi de revoir certaines exigences internes. Se rappeler constamment ce qui devrait être fait, anticiper tous les scénarios possibles ou se reprocher ce qui n'a pas été accompli contribue à maintenir une pression élevée. Identifier ces pensées exigeantes et reconnaître qu'elles ne sont pas toujours utiles permet de créer un espace mental plus respirable.

Il est également important de reconnaître que certaines préoccupations ne peuvent être résolues immédiatement. Vivre avec une part d'incertitude fait souvent partie du rôle d'aidant. Chercher à tout prévoir ou à tout contrôler peut augmenter la charge mentale sans apporter de réel soulagement. Accepter cette limite, même partiellement, constitue un ajustement significatif.

Alléger la charge mentale implique parfois de s'autoriser à faire moins, ou à faire autrement, sans que cela soit perçu comme un abandon. Cette autorisation est souvent difficile à intégrer, surtout lorsque l'aide est associée à un haut niveau d'exigence envers soi-même. Pourtant, continuer à fonctionner en surcharge permanente n'est ni réaliste ni soutenable.

S'autoriser à faire moins, ou à faire autrement ne signifie pas réduire l'importance accordée à l'autre. Cela implique plutôt de reconnaître que l'énergie mentale est une ressource limitée. Accepter que certaines tâches soient reportées, simplifiées ou partagées, même si cela ne correspond pas à vos standards habituels, permet souvent de préserver une qualité de présence plus stable et plus respectueuse. Ce ralentissement peut être progressif et ponctuel, sans exiger de transformation radicale du quotidien.

Dans le prochain chapitre, nous aborderons une étape souvent difficile, mais essentielle : demander de l'aide sans honte et reconnaître que le soutien peut prendre plusieurs formes.

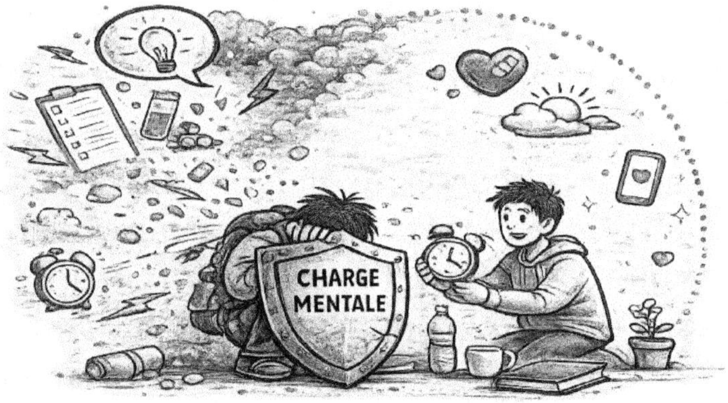

Chapitre 13 — Demander de l'aide sans honte

Demander de l'aide est souvent présenté comme une évidence, mais pour de nombreuses personnes proches aidantes, ce geste est tout sauf simple. Il peut susciter un inconfort profond, une résistance intérieure ou un sentiment de honte difficile à nommer. Pourtant, cette difficulté ne reflète pas un manque d'ouverture ou de lucidité ; elle s'inscrit dans une dynamique largement partagée.

Cette honte est souvent discrète et peu formulée. Elle ne se manifeste pas toujours par des pensées claires, mais plutôt par une hésitation, un malaise ou une tendance à minimiser ses besoins. Parce qu'elle est diffuse, elle peut être difficile à identifier et encore plus difficile à remettre en question.

La honte associée à la demande d'aide ne naît pas dans le vide. Elle est souvent le résultat de messages reçus au fil du temps, parfois dès l'enfance, valorisant l'autonomie, la débrouillardise et la capacité à « se prendre en main ». Dans ce contexte, avoir besoin d'aide peut être inconsciemment associé à une faiblesse ou à un échec personnel.

Pour les personnes proches aidantes, ces messages peuvent être encore plus lourds, car l'aide offerte à l'autre est souvent perçue comme une responsabilité morale. Reconnaître ses propres limites peut alors entrer en conflit avec l'image de la personne fiable, forte et toujours présente que l'on s'efforce d'incarner.

La honte associée à la demande d'aide est fréquemment liée à des croyances intériorisées. L'idée qu'il faut être capable de gérer seul, que demander du soutien est un aveu de faiblesse ou que d'autres ont davantage besoin d'aide peut s'installer insidieusement. Ces croyances, souvent renforcées par des normes sociales valorisant l'autonomie et la performance, rendent la demande d'aide émotionnellement coûteuse.

Ces croyances ne sont pas des caractéristiques individuelles, mais le produit de normes sociales largement partagées. Les reconnaître comme telles permet de réduire l'auto-jugement et de comprendre que la difficulté à demander de l'aide ne relève pas d'un défaut personnel, mais d'un apprentissage culturel profondément ancré.

Pour certaines personnes proches aidantes, demander de l'aide signifie aussi reconnaître que la situation dépasse ce qu'elles peuvent porter seules. Cette reconnaissance peut être vécue comme une perte de contrôle ou comme une remise en question de leur rôle. La peur de déranger, d'imposer un fardeau à autrui ou de recevoir une réponse inadéquate peut également freiner la démarche.

Cette peur de déranger est souvent renforcée par l'habitude de se montrer autonome et fiable. Lorsqu'on est perçu comme « celui ou celle qui tient le coup », il peut sembler incongru, voire illégitime, de demander du soutien. Pourtant, cette image peut devenir un piège, rendant la demande d'aide d'autant plus difficile.

La crainte du jugement occupe également une place importante dans la difficulté à demander de l'aide. Plusieurs personnes proches aidantes redoutent d'être perçues comme incapables, insuffisantes ou dépassées. Cette appréhension peut être renforcée lorsque l'entourage a l'habitude de les voir comme des personnes solides, fiables et toujours disponibles.

Cette retenue peut être encore plus marquée lorsqu'il s'agit de demander de l'aide à des professionnels. Plusieurs personnes proches aidantes hésitent à consulter, craignant de ne pas être « assez en difficulté », de prendre la place de quelqu'un qui en aurait davantage besoin ou d'être perçues comme incapables de gérer leur rôle. Cette hésitation contribue souvent à retarder l'accès à un soutien pourtant adapté et disponible.

Le regard réel ou anticipé des autres peut alors devenir un frein puissant. Même en l'absence de critiques explicites, la peur d'être jugé peut suffire à maintenir le silence et à retarder la demande d'aide. Cette retenue contribue souvent à l'isolement et à l'alourdissement de la charge émotionnelle.

Il est important de souligner que demander de l'aide ne se limite pas à solliciter une prise en charge complète ou une intervention majeure. Le soutien peut prendre des formes variées et ajustées aux besoins du moment : parler de ce qui est lourd, obtenir un relais ponctuel, recevoir un avis extérieur ou simplement être écouté sans jugement. Reconnaître cette diversité permet parfois de rendre la demande d'aide plus accessible.

Demander de l'aide implique aussi d'accepter une certaine vulnérabilité. Exprimer ses limites, nommer sa fatigue ou admettre ses difficultés expose à des émotions inconfortables, mais ouvre également la possibilité d'un soutien réel. Cette vulnérabilité n'est pas un signe d'échec ; elle témoigne plutôt d'une conscience de soi et d'un souci de préservation.

Cette vulnérabilité n'est pas un signe de fragilité, mais une forme de lucidité. Elle témoigne d'une capacité à reconnaître ce qui est soutenable et ce qui ne l'est plus. Dans ce sens, demander de l'aide constitue un geste actif de protection, plutôt qu'un renoncement.

Il peut être aidant de réfléchir à ce qui rend la demande d'aide particulièrement difficile pour vous. Est-ce la peur du jugement ? Le sentiment de devoir tout assumer ? L'impression que personne ne peut réellement comprendre ? Identifier ces freins permet de les aborder de manière plus consciente et nuancée.

Apprendre à demander de l'aide sans honte est un processus graduel. Il peut commencer par de petites démarches, par une personne de confiance ou par une demande limitée dans le temps. Chaque expérience positive contribue à transformer la perception de l'aide, non plus comme un aveu d'insuffisance, mais comme une ressource légitime.

Demander de l'aide peut également être envisagé comme un geste de protection, autant pour soi que pour la relation avec le proche. En reconnaissant qu'un soutien est nécessaire, vous contribuez à prévenir une usure plus profonde et à maintenir une aide plus stable dans le temps.

Elle permet également de reconnaître que personne ne peut porter seul, sur la durée, des responsabilités aussi exigeantes sans soutien.

Loin d'être un renoncement, cette démarche témoigne d'un sens des responsabilités et d'une volonté de prendre soin de la relation. Elle permet souvent de redistribuer la charge, de réduire l'isolement et de créer des conditions plus soutenables pour tous les acteurs impliqués.

Dans le prochain chapitre, nous aborderons la question de l'équilibre possible dans le rôle de proche aidant, en reconnaissant que cet équilibre n'est ni parfait ni figé, mais qu'il peut évoluer dans le temps.

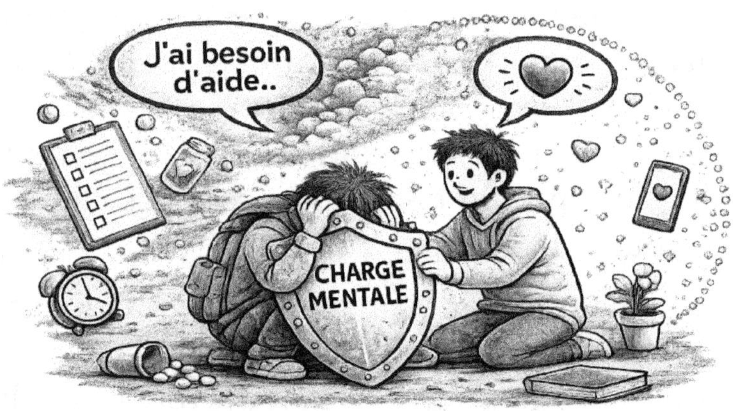

PARTIE 6 — SE REMETTRE AU CENTRE

Chapitre 14 — Retrouver un équilibre possible

Lorsqu'on est une personne proche aidante, la notion d'équilibre peut sembler abstraite, voire inaccessible. Beaucoup associent l'équilibre à un état idéal où tout serait enfin sous contrôle, où la fatigue disparaîtrait et où les exigences seraient parfaitement réparties. Cette vision peut toutefois créer une pression supplémentaire et renforcer le sentiment d'échec lorsqu'elle ne correspond pas à la réalité.

Chercher à atteindre cet idéal peut devenir en soi une source de fatigue. Plus l'écart entre la réalité et l'image d'un équilibre parfait est grand, plus le sentiment d'insuffisance peut s'installer, renforçant l'impression de ne jamais en faire assez.

Retrouver un équilibre possible implique plutôt d'accepter une certaine instabilité. Il s'agit moins de viser un état permanent que de développer une capacité d'ajustement, en tenant compte de ce qui est possible ici et maintenant.

Cette instabilité ne signifie pas que quelque chose ne fonctionne pas. Elle reflète la réalité d'un rôle qui s'inscrit dans un contexte vivant et changeant. Reconnaître cette variabilité permet de réduire la pression de devoir « bien faire » en permanence.

Retrouver un équilibre possible ne signifie pas atteindre un point fixe ou définitif. Il s'agit plutôt d'un processus d'ajustement continu, influencé par l'évolution de la situation, par vos ressources du moment et par les besoins de votre proche. L'équilibre n'est pas un état permanent, mais un mouvement, parfois fragile, parfois plus stable, qui se développe avec le temps.

Un premier pas vers cet équilibre consiste à accepter qu'il puisse être imparfait. Certains jours seront plus lourds que d'autres, certaines périodes demanderont davantage d'efforts, et d'autres offriront un peu plus de répit. Reconnaître cette variabilité permet de réduire l'auto-jugement et d'adopter une posture plus souple face à soi-même.

Traverser des périodes de déséquilibre ne signifie pas que l'équilibre est perdu définitivement. Ces moments peuvent indiquer un besoin d'ajustement temporaire, plutôt qu'un échec ou une incapacité à faire face à la situation.

L'équilibre se construit souvent à partir de petits ajustements, parfois discrets, mais répétés dans le temps. Il peut s'agir de modifier légèrement certaines attentes, de réintroduire progressivement des espaces pour soi ou d'accepter que certaines périodes soient davantage centrées sur la survie que sur le bien-être.

Plutôt que de chercher à tout stabiliser, il peut être plus aidant de se demander régulièrement : *qu'est-ce qui est possible pour moi en ce moment ?* Cette question permet de rester en mouvement, sans se figer dans des exigences irréalistes ou dans des comparaisons avec un idéal inatteignable.

L'équilibre passe aussi par une réévaluation régulière de votre engagement. Ce qui était possible à un moment donné peut ne plus l'être quelques mois plus tard. Se donner la permission d'ajuster son rôle, de modifier certaines attentes ou de redistribuer des responsabilités contribue à préserver l'énergie à long terme.

Il peut être aidant de réfléchir à ce qui, pour vous, soutient un certain équilibre. Cela peut inclure des moments de repos, des activités personnelles, des relations significatives ou des espaces où votre identité ne se limite pas au rôle d'aidant. Réintroduire progressivement ces éléments dans votre quotidien, même de façon modeste, peut avoir un effet protecteur important.

Retrouver un équilibre implique également de reconnaître vos limites sans les percevoir comme des obstacles. Les limites sont des repères qui indiquent comment continuer sans se perdre. Elles permettent de maintenir une présence plus authentique et plus durable auprès de l'autre, plutôt qu'une aide marquée par l'épuisement ou le ressentiment.

Enfin, il est important de rappeler que l'équilibre ne se construit pas seul. Le soutien extérieur, qu'il soit formel ou informel, joue souvent un rôle central dans la possibilité de maintenir un engagement soutenable. Accepter de ne pas tout porter seul constitue parfois une des clés majeures de cet équilibre.

Dans le prochain et dernier chapitre, nous aborderons le moment où un soutien professionnel peut devenir nécessaire, et comment reconnaître ce besoin sans y voir un échec.

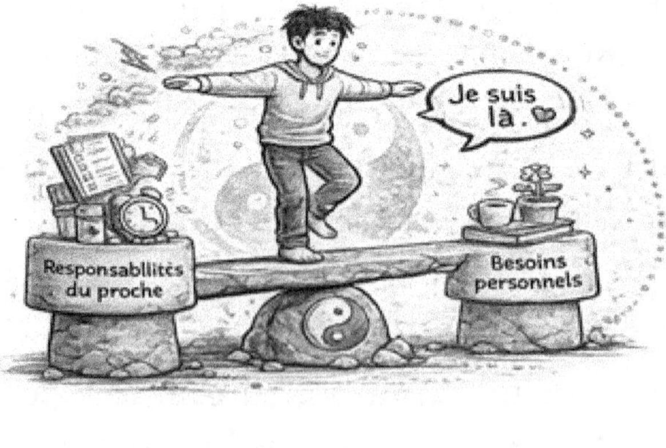

Chapitre 15 — Quand consulter et pourquoi

Reconnaître le moment où un soutien professionnel peut être bénéfique n'est pas toujours évident lorsqu'on est une personne proche aidante. Beaucoup hésitent à consulter, se demandant si leur situation est « assez grave » ou si elles ne devraient pas être capables de gérer seules ce qu'elles vivent. Cette hésitation est fréquente et compréhensible.

Plutôt que de se demander si la situation est suffisamment grave, il peut être plus pertinent de s'interroger sur son coût personnel. Lorsque ce que vous vivez demande plus d'énergie qu'il n'en apporte, ou lorsque les ajustements tentés ne suffisent plus à retrouver un minimum de répit, un soutien professionnel peut devenir une ressource précieuse.

Consulter ne signifie pas être en échec ni avoir épuisé toutes ses ressources. Il s'agit plutôt de reconnaître que certaines situations, certaines émotions ou certaines dynamiques dépassent ce qu'il est possible de porter seul, surtout lorsqu'elles s'inscrivent dans la durée. Le soutien professionnel offre un espace sécurisé pour déposer ce qui est lourd, confus ou douloureux, sans avoir à se justifier.

Une consultation ne nécessite pas nécessairement un engagement à long terme. Pour certaines personnes, quelques rencontres suffisent pour clarifier une situation, valider des ressentis ou retrouver des repères. La consultation peut ainsi être envisagée comme un espace ponctuel d'ajustement, et non comme une démarche lourde ou définitive.

Il peut être aidant de voir la consultation non pas comme une étape exceptionnelle ou dramatique, mais comme une continuité du processus d'ajustement amorcé. Tout au long de ce parcours, vous avez été invité à observer, comprendre et ajuster votre manière d'être présent. Le soutien professionnel s'inscrit dans cette même logique : offrir un espace pour réfléchir, mettre en mots et trouver des repères lorsque le poids devient trop lourd à porter seul.

Il arrive aussi que la consultation devienne pertinente lorsque la situation semble floue, confuse ou difficile à penser. Ne plus savoir par où commencer, hésiter constamment ou se sentir pris dans des contradictions internes peut indiquer qu'un regard extérieur aiderait à remettre de l'ordre et à clarifier les enjeux. Cela peut être le cas lorsque la fatigue émotionnelle, la surcharge mentale ou la culpabilité rendent difficile la prise de recul.

Consulter ne vise pas à enlever votre rôle d'aidant ni à vous dire quoi faire, mais à vous soutenir dans la recherche d'un équilibre plus soutenable, en respectant votre réalité, vos valeurs et vos limites.

Il peut être pertinent d'envisager une consultation lorsque la fatigue émotionnelle persiste malgré les ajustements tentés, lorsque la culpabilité devient envahissante ou lorsque les limites sont régulièrement dépassées sans possibilité de répit. Des signes tels qu'un sentiment de découragement constant, une détresse émotionnelle marquée, des troubles du sommeil ou une perte de sens peuvent également indiquer qu'un accompagnement serait aidant.

Consulter peut aussi être utile lorsque le rôle d'aidant commence à affecter de manière significative d'autres sphères de la vie, comme les relations personnelles, le travail ou la santé physique. Lorsque l'équilibre devient difficile à maintenir et que l'impression de fonctionner en mode survie s'installe, un regard extérieur peut permettre de reprendre du recul.

Le soutien professionnel n'a pas nécessairement pour objectif de modifier la situation de l'aidant ou de son proche. Il vise avant tout à soutenir la personne dans sa compréhension de ce qu'elle vit, à l'aider à clarifier ses limites et à explorer des stratégies adaptées à sa réalité. Il peut s'agir d'un accompagnement ponctuel ou plus soutenu, selon les besoins.

Il est important de rappeler que consulter est un choix personnel et que le moment opportun varie d'une personne à l'autre. Certaines personnes ressentent le besoin d'un soutien dès les premières difficultés, tandis que d'autres consultent après une période plus longue d'adaptation. Il n'existe pas de bon ou de mauvais moment ; il existe seulement le moment qui fait sens pour vous.

Il est aussi fréquent d'hésiter par peur de consulter « trop tôt » ou « trop tard ». Certaines personnes se reprochent de ne pas avoir demandé de l'aide plus tôt, tandis que d'autres craignent de consulter prématurément. Ces préoccupations sont compréhensibles, mais reposent souvent sur l'idée qu'il existerait un moment idéal pour consulter. En réalité, le bon moment est celui où la demande de soutien fait sens pour vous, en fonction de votre vécu et de vos besoins actuels.

Enfin, demander un soutien professionnel peut être vu comme un geste de protection. Se faire accompagner permet souvent de préserver sa santé émotionnelle, de prévenir un épuisement plus profond et de continuer à être présent auprès de son proche de manière plus soutenable. Dans ce sens, consulter ne traduit pas une incapacité à faire face, mais une reconnaissance lucide de ses limites. Il s'agit d'un choix responsable, visant à préserver sa santé émotionnelle et la qualité de la relation d'aide dans la durée.

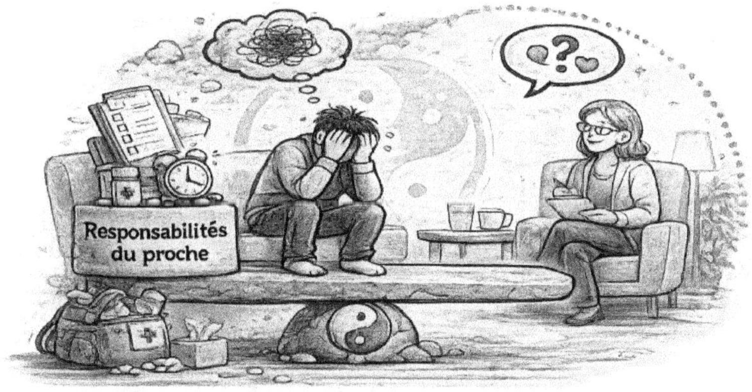

Conclusion — Prendre soin de soi sans s'excuser

Être une personne proche aidante, c'est souvent avancer sans mode d'emploi, en s'ajustant continuellement à une réalité qui change. Ce rôle se construit rarement à partir d'un choix clair et délimité ; il s'installe plutôt au fil des besoins, des liens et des circonstances. Tout au long de ce livre, il a été question de mettre des mots sur ce qui est vécu intérieurement lorsque l'aide devient lourde, envahissante ou épuisante.

Reconnaître la fatigue émotionnelle, la surcharge mentale, la culpabilité ou la difficulté à poser des limites ne signifie pas que l'on a échoué dans son rôle. Ces expériences sont fréquentes, humaines et compréhensibles dans un contexte d'aide prolongée. Elles témoignent souvent d'un engagement sincère et d'un attachement profond, plutôt que d'un manque de capacité ou de volonté.

Il n'y a rien à réussir dans ce rôle, ni de seuil à atteindre pour être un « bon » proche aidant. Il y a seulement des réalités à traverser, des ajustements à faire et des limites à reconnaître, parfois avec douceur, parfois avec difficulté.

Ce parcours a aussi permis d'explorer pourquoi il est si difficile de se protéger émotionnellement, de demander de l'aide ou de dire non sans se sentir fautif. Ces difficultés ne relèvent pas uniquement de choix individuels, mais s'inscrivent dans des dynamiques relationnelles, sociales et émotionnelles complexes. Les comprendre permet de déplacer le regard, de réduire l'auto-jugement et d'ouvrir un espace pour des ajustements plus soutenables.

Prendre soin de soi, lorsqu'on est proche aidant, ne consiste pas à se retirer du lien ni à diminuer l'importance accordée à l'autre. Il s'agit plutôt de reconnaître que votre bien-être a une valeur propre et qu'il constitue une condition essentielle pour maintenir une présence authentique et durable. Se protéger, poser des limites, ralentir ou demander du soutien sont des gestes de responsabilité, pas des abandons.

Prendre soin de soi ne demande pas de justification particulière. Vous n'avez pas à prouver que c'est mérité, nécessaire ou raisonnable. Le simple fait d'exister dans ce rôle exigeant suffit à légitimer cette attention portée à vous-même.

L'équilibre évoqué dans ces pages n'est ni parfait ni définitif. Il se construit à partir de petits ajustements, parfois fragiles, parfois temporaires. Certains moments demanderont davantage d'efforts, d'autres offriront un peu plus de répit. Se donner la permission d'adapter son engagement au fil du temps permet de rester en mouvement, sans s'enfermer dans des exigences irréalistes envers soi-même.

Si ce livre a rempli sa mission, il vous a peut-être permis de vous reconnaître dans certaines descriptions, de mettre des mots sur des expériences diffuses ou de vous sentir moins seul face à ce que vous vivez. Il n'avait pas pour objectif de vous dire quoi faire, mais plutôt de vous offrir des repères pour mieux comprendre et respecter ce qui se passe en vous.

Il n'est pas nécessaire de tout intégrer ou de tout transformer à la suite de cette lecture. Parfois, mettre des mots sur ce qui est vécu constitue déjà un pas important. Les changements, s'il y en a, peuvent venir plus tard, ou rester modestes, selon ce qui est possible pour vous.

La suite de ce livre propose des annexes pratiques, conçues comme des outils auxquels vous pouvez revenir selon vos besoins. Vous n'avez pas à tout utiliser ni à tout appliquer. Choisissez ce qui fait sens pour vous, ici et maintenant. Votre réalité, vos limites et votre rythme demeurent les meilleurs guides.

Prendre soin de soi sans s'excuser, lorsqu'on est proche aidant, est un apprentissage. Cet apprentissage se fait rarement en ligne droite. Il mérite patience, bienveillance et respect. Vous n'avez pas à porter ce rôle au prix de votre propre épuisement. Votre présence compte, tout comme votre équilibre.

Vous avez le droit d'exister dans ce rôle sans vous effacer, et de prendre soin de vous sans vous excuser.

FIN

P.S.

Si vous pensez que ce livre pourrait aider quelqu'un, n'hésitez pas à le lui prêter. Et si vous sentez qu'il a fait son chemin auprès de vous, peut-être pourra-t-il poursuivre sa route ailleurs.

Si l'envie vous vient de partager ce que cette lecture vous a apporté, vos mots pourront aussi guider d'autres personnes qui cherchent, sans toujours savoir par où commencer.

Les livres trouvent parfois les personnes qui en ont besoin, au bon moment.

ANNEXES

Annexe A — Quand est-ce que c'est trop ?

Repérer les signaux d'alerte sans se juger

Il n'existe pas de moment précis où l'on peut affirmer objectivement que l'aide est devenue « trop lourde ». Pour les personnes proches aidantes, ce seuil est souvent franchi **progressivement**, sans événement déclencheur clair. Les signaux d'alerte apparaissent alors de façon diffuse, et peuvent être banalisés, minimisés ou attribués à la fatigue normale.

Cette annexe vise à offrir des **repères**, et non des verdicts. Elle permet d'identifier certains signaux indiquant que l'équilibre est fragilisé et que des ajustements deviennent nécessaires.

Pourquoi il est difficile de reconnaître que c'est trop

Plusieurs facteurs rendent cette reconnaissance complexe :

- l'attachement affectif envers le proche
- le sentiment de responsabilité morale
- la normalisation de la fatigue dans la durée
- la peur de décevoir ou d'abandonner
- l'habitude de s'adapter constamment

Dans ce contexte, « tenir bon » peut devenir une norme implicite, même lorsque les coûts personnels augmentent.

Signaux émotionnels à observer

- Sentiment de lassitude persistante ou d'épuisement émotionnel
- Irritabilité fréquente, impatience ou diminution de la tolérance
- Impression de fonctionner sur pilote automatique
- Perte d'intérêt ou de plaisir pour des activités habituellement appréciées
- Sentiment de vide, d'engourdissement émotionnel ou de détachement
- Culpabilité constante, même lorsqu'aucune faute n'a été commise

Ces signaux indiquent souvent que les ressources émotionnelles sont fortement sollicitées.

Signaux cognitifs et mentaux

- Difficulté à se concentrer ou à prendre des décisions
- Rumination constante ou pensées envahissantes
- Impression d'avoir « trop à penser »

- Difficulté à décrocher mentalement, même lors des moments de repos
- Sentiment d'être dépassé(e) par des tâches pourtant simples
- Oublis fréquents ou désorganisation inhabituelle

Ces manifestations peuvent signaler une surcharge mentale prolongée.

Signaux relationnels

- Diminution de la patience dans la relation avec le proche aidé
- Tensions accrues ou conflits plus fréquents
- Isolement social progressif
- Impression que la relation tourne principalement autour de l'aide
- Difficulté à exprimer ses besoins ou ses limites
- Sentiment d'être incompris(e) ou seul(e) dans le rôle

Lorsque la relation devient une source majeure de tension, cela mérite attention.

Signaux physiques souvent négligés

- Fatigue persistante malgré le repos
- Trouble du sommeil

- Tensions musculaires fréquentes
- Maux de tête, troubles digestifs ou douleurs diffuses
- Diminution de l'énergie globale

Le corps exprime souvent ce qui n'a pas encore été formulé émotionnellement.

Quand plusieurs signaux sont présents

La présence de **plusieurs signaux**, surtout lorsqu'ils persistent dans le temps, peut indiquer que l'aide actuelle n'est plus soutenable telle quelle. Cela ne signifie pas que vous devez tout arrêter, mais qu'un **réajustement** devient nécessaire.

Questions pour faire le point

❖ Depuis quand est-ce que je me sens ainsi ?

____

____

❖ Qu'est-ce qui me pèse le plus actuellement ?

____

____

- Ai-je l'impression de m'oublier dans ce rôle ?

- Qu'est-ce que je n'ose pas dire ou demander ?

- Si la situation restait identique encore plusieurs mois, comment est-ce que je me sentirais ?

Message important

Reconnaître que c'est « trop » n'est ni un aveu de faiblesse ni un abandon. C'est un **signal de lucidité**. Prendre ce constat au sérieux permet souvent de prévenir un épuisement plus profond et d'ouvrir un espace pour des ajustements plus respectueux de vos limites.

Annexe B — Ce qui m'appartient / ce qui ne m'appartient pas

Clarifier les responsabilités pour alléger la charge émotionnelle

Lorsqu'on est proche aidant, les frontières entre soi et l'autre peuvent devenir floues. L'engagement affectif, la durée de l'aide et la souffrance du proche favorisent une **confusion des responsabilités**, particulièrement sur le plan émotionnel.

Cette annexe propose un cadre simple pour **distinguer ce qui vous appartient** de **ce qui ne vous appartient pas**, afin de réduire la charge mentale, la culpabilité et le sentiment d'impuissance.

Il ne s'agit pas de se désengager, mais de **se repositionner intérieurement.**

<u>Pourquoi cette distinction est si difficile</u>

Plusieurs facteurs contribuent à cette confusion :

- le lien affectif fort avec le proche
- le désir de soulager sa souffrance
- la peur de décevoir ou d'abandonner
- l'habitude de se suradapter

- la croyance que « si je n'agis pas, personne ne le fera »

Avec le temps, cette dynamique peut amener l'aidant à porter **plus que ce qui lui revient**, souvent sans en avoir pleinement conscience.

<u>Ce qui m'appartient</u>

Ce qui vous appartient concerne ce sur quoi **vous avez un pouvoir réel**, même limité.

- Mes émotions et mes réactions
- Mes limites physiques, émotionnelles et mentales
- Mes besoins (repos, soutien, temps pour moi)
- Les choix que je fais dans ce que je peux offrir
- La manière dont je communique
- Les gestes que je pose volontairement
- La décision de demander de l'aide ou non
- Le respect de mes valeurs personnelles

→ Prendre soin de ce qui vous appartient est une **responsabilité légitime**, pas un acte égoïste.

<u>Ce qui ne m'appartient pas</u>

Ce qui ne vous appartient pas correspond à ce que vous **ne pouvez ni contrôler ni porter seul(e)**.

- Les émotions du proche
- Ses réactions à vos limites
- Ses décisions personnelles
- L'évolution de sa condition ou de sa situation
- Sa capacité à accepter de l'aide
- Son bien-être émotionnel global
- Le fait qu'il soit satisfait ou non de vos choix
- Le regard ou le jugement des autres

→ Porter ce qui ne vous appartient pas mène souvent à l'épuisement.

Responsabilité ≠ culpabilité

Se sentir responsable ne signifie pas être coupable. La responsabilité concerne **ce qui est sous votre contrôle**.

La culpabilité apparaît souvent lorsque vous tentez de porter **ce qui dépasse votre pouvoir réel**.

Clarifier cette distinction permet de :

- réduire l'auto-jugement
- poser des limites plus stables
- accepter les réactions de l'autre sans se remettre constamment en question

<u>Exercice de clarification</u>

Prenez quelques minutes pour compléter les phrases suivantes :

- Ce qui m'appartient et que je peux influencer en ce moment :

____

____

- Ce que je porte actuellement, mais qui ne m'appartient pas :

____

____

- Ce que je pourrais déposer ou redéfinir :

____

____

- Ce que je continue de faire par culpabilité plutôt que par choix :

____

____

Quand cette confusion devient trop lourde

Si vous avez l'impression de porter :

- la détresse émotionnelle de l'autre
- la responsabilité de ses décisions
- la peur de ses réactions
- le poids de maintenir l'équilibre à tout prix

Il peut être aidant d'en parler avec un professionnel ou une personne de confiance afin de **reconstruire des frontières plus soutenables**.

Message important

Distinguer ce qui vous appartient de ce qui ne vous appartient pas ne diminue pas votre engagement ni votre compassion. Au contraire, cette clarification permet de **préserver votre énergie**, de maintenir une présence plus stable et de protéger la relation dans la durée.

Annexe C — Dire non : phrases possibles

Poser des limites avec respect, sans justification excessive

Dire non est souvent l'un des gestes les plus difficiles pour une personne proche aidante. Même lorsque la limite est nécessaire, les mots peuvent manquer, et la culpabilité peut prendre toute la place. Cette annexe propose des **formulations simples et respectueuses**, à adapter à votre réalité.

Ces phrases ne sont pas des scripts rigides. Elles servent de **points d'appui**, que vous pouvez ajuster selon votre ton, votre relation et votre contexte.

Quelques repères avant d'utiliser ces phrases

- Dire non ne nécessite pas toujours une longue explication.
- Une limite peut être posée calmement, sans convaincre l'autre.
- Vous n'avez pas à vous justifier au-delà de ce qui vous semble juste.
- Répéter une limite est parfois nécessaire.

Dire non de façon simple et directe

- « Je ne peux pas faire ça en ce moment. »

- « Ce n'est pas possible pour moi aujourd'hui. »
- « Je ne suis pas en mesure de répondre à cette demande. »
- « Je comprends la demande, mais je ne peux pas y répondre. »
- « Je dois refuser cette fois-ci. »

→ Ces formulations sont souvent suffisantes.

Dire non tout en reconnaissant l'autre

- « Je vois que c'est important pour toi, mais je ne peux pas m'engager davantage. »
- « Je comprends que ce soit difficile, et je ne peux pas faire plus en ce moment. »
- « Je t'entends, et je dois respecter mes limites. »
- « Je sais que ce n'est pas ce que tu souhaites entendre, mais je ne peux pas. »

→ Reconnaître l'émotion ne signifie pas céder à la demande.

Dire non quand on a besoin de temps

- « J'ai besoin d'y réfléchir avant de répondre. »
- « Je te reviens plus tard avec une réponse. »
- « Je ne peux pas décider maintenant. »
- « J'ai besoin de vérifier ce qui est possible pour moi. »

→ Prendre du temps est une **forme de limite**.

Dire non quand la demande se répète

- « Ma réponse reste la même. »
- « Je ne peux toujours pas faire cela. »
- « Je comprends que tu redemandes, et ma limite n'a pas changé. »
- « Je ne peux pas aller au-delà de ce que j'ai déjà proposé. »

→ Répéter calmement est souvent plus efficace qu'argumenter.

Dire non sans se justifier excessivement

- « Je préfère ne pas entrer dans les détails. »
- « C'est une décision que j'ai prise pour me protéger. »
- « Je n'ai pas d'explication supplémentaire à donner. »
- « C'est ce qui est possible pour moi. »

→ Vous n'avez pas à convaincre pour être légitime.

Dire non quand la culpabilité est forte

- « Je me sens partagé(e), mais je dois respecter mes limites. »
- « Même si c'est inconfortable, je ne peux pas dire oui. »
- « Dire non est difficile pour moi, et c'est nécessaire. »

- « Je choisis de me protéger, même si c'est inconfortable. »

→ L'inconfort peut être présent **sans invalider la limite.**

Dire non tout en proposant une alternative (si souhaité)

- « Je ne peux pas faire cela, mais je peux proposer autre chose. »
- « Je ne peux pas m'engager comme avant, mais je peux offrir ceci. »
- « Je ne peux pas être disponible de cette façon, mais voici ce que je peux faire. »

→ L'alternative est un **choix**, pas une obligation.

Dire non quand on se sent épuisé(e)

- « Je n'ai pas l'énergie nécessaire en ce moment. »
- « Je dois me reposer aujourd'hui. »
- « Je ne peux pas m'en charger maintenant. »
- « J'ai besoin de récupérer. »

→ La fatigue est une raison suffisante.

Exercice d'appropriation

Vous pouvez noter ici :

- Les phrases qui vous semblent les plus naturelles

- Celles que vous pourriez utiliser dans votre contexte
- Vos propres formulations

Ma phrase de base pour dire non :

____

____

Ma phrase quand la culpabilité est forte :

____

____

Ma phrase quand la demande se répète :

____

____

<u>**Message important**</u>

Dire non n'est pas un rejet de l'autre, mais un **acte de respect envers soi-même**. Plus une limite est claire et cohérente, plus elle a de chances d'être comprise, même si elle suscite des réactions. Vous avez le droit de poser des limites **sans vous excuser d'exister**.

Annexe D — Se ressourcer quand on est proche aidant

Idées concrètes pour soutenir le bien-être émotionnel, mental et corporel

Lorsque l'on est proche aidant, l'idée de « prendre soin de soi » peut sembler abstraite, inaccessible ou irréaliste. Le ressourcement ne vise pas à transformer le quotidien ni à ajouter une exigence supplémentaire. Il s'agit plutôt de **préserver les ressources nécessaires pour continuer**, sans s'épuiser davantage.

Les propositions qui suivent sont volontairement **variées, modulables et non hiérarchisées**. Vous n'avez pas à les appliquer toutes ni à les trouver toutes aidantes. Elles sont offertes comme un **réservoir d'idées**, dans lequel vous pouvez puiser selon votre état du moment.

Comment utiliser cette annexe

- Choisissez une activité selon **votre niveau d'énergie**, pas selon ce que vous devriez faire.
- Même quelques minutes peuvent avoir un effet régulateur.
- Vous pouvez alterner entre différentes catégories selon vos besoins.
- Ce qui fonctionne aujourd'hui peut ne pas fonctionner demain et c'est normal.

A. Activités qui apaisent le système nerveux

(diminution de la tension et du stress)

Particulièrement utiles lorsque vous vous sentez tendu(e), irritable ou envahi(e).

- Respirer lentement en comptant l'expiration plus longue que l'inspiration
- S'asseoir en silence et observer ce qui vous entoure (couleurs, formes, lumière)
- Écouter des sons répétitifs ou continus
- Poser les mains sur le ventre ou la poitrine et ressentir la respiration
- Étirements très doux du cou, des épaules ou du dos
- Se bercer doucement (assis ou debout)
- Marcher lentement en portant attention au contact des pieds au sol
- Regarder un paysage, même à travers une fenêtre
- Prendre une douche tiède ou chaude sans se presser

→ Idéal quand **l'énergie est très basse** ou quand **l'anxiété est élevée**.

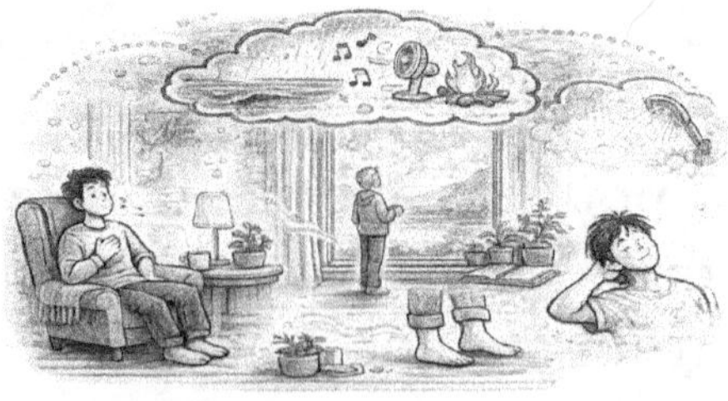

B. Activités qui procurent un plaisir simple et accessible

(production de dopamines; hormones du plaisir!)

Ces activités demandent peu d'effort mental et offrent une sensation de réconfort.

- Regarder une série ou un film déjà connu
- Écouter une musique familière
- Feuilleter un livre, un magazine ou un album photo
- Jardiner, arroser des plantes, toucher la terre
- Observer un animal ou interagir avec lui
- Bricolage simple (dessin libre, collage, modelage)
- Cuisiner une recette très simple ou répétitive
- Faire une activité créative sans objectif esthétique
- Allumer une bougie et rester quelques minutes à la regarder
- Se faire un café ou un thé et le boire lentement

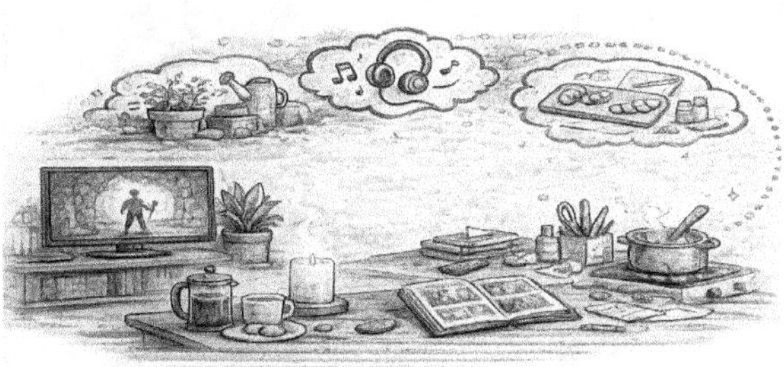

C. Activités qui favorisent la connexion et la sécurité émotionnelle

(production d'ocytocines; hormones de l'amour!)

La connexion ne nécessite pas toujours de parler ni d'expliquer ce que vous vivez.

- Appeler ou envoyer un message à une personne sécurisante
- Passer du temps avec un animal
- Écrire une lettre ou un message de gratitude (sans obligation de l'envoyer)
- Partager un moment avec quelqu'un sans parler du rôle d'aidant
- Regarder un film ou une série avec quelqu'un
- S'asseoir près d'une personne de confiance en silence
- Lire un message bienveillant reçu précédemment
- Se rappeler un souvenir positif partagé avec quelqu'un
- Recevoir ou offrir un geste de contact (si cela est confortable)

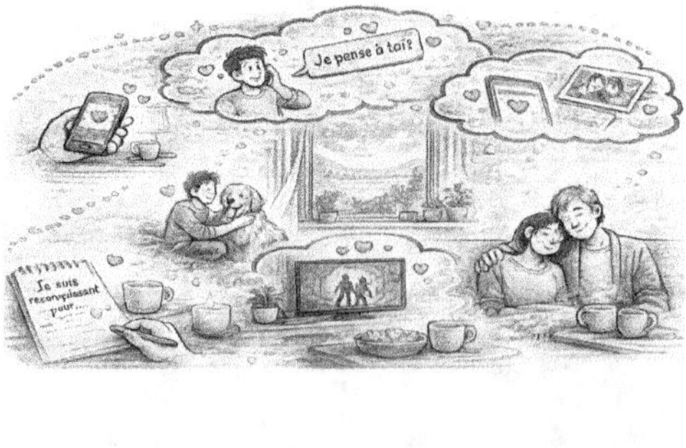

D. Activités qui soutiennent le relâchement corporel

(production d'endorphines; hormones du bonheur!)

Utile lorsque le corps est tendu ou que l'irritabilité est présente.

- Marche à rythme confortable
- Monter ou descendre les escaliers doucement
- Rire (vidéo courte, souvenir, échange spontané)
- Auto-massage des mains, du visage ou des épaules
- Chaleur : douche, bain, couverture, bouillotte
- Étirements lents et non performatifs
- Danse libre, même quelques minutes
- Bouger en musique sans structure
- S'étirer au sol
- Bâiller volontairement et relâcher la mâchoire

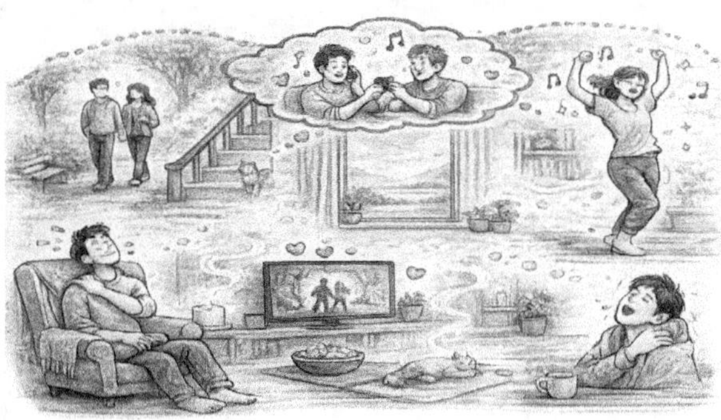

E. Activités de déconnexion mentale

(réduction de la rumination et des pensées envahissantes)

- Colorier, dessiner ou gribouiller
- Tricot, crochet, couture simple
- Puzzle, jeux simples, mots croisés faciles
- Écriture libre sans relecture
- Ranger un petit espace précis (un tiroir, une table)
- Organiser des photos ou fichiers numériques
- Faire une liste sans obligation de la compléter
- Répéter une activité manuelle rythmée
- Lire quelques pages sans chercher à comprendre ou retenir

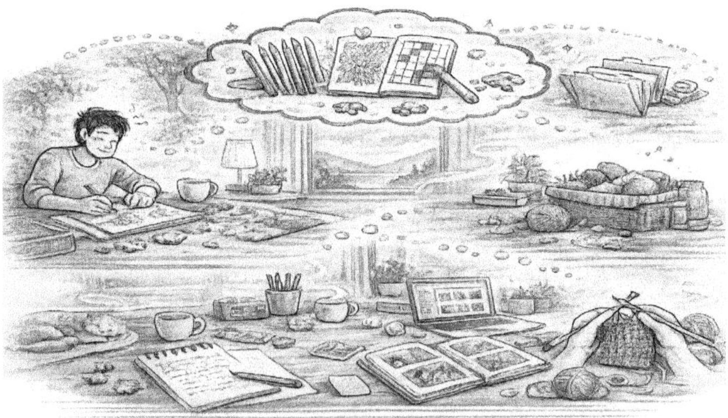

F. Quand vous n'avez que 1 à 5 minutes

Ces micro-pauses peuvent prévenir l'accumulation de fatigue.

- Boire une boisson chaude lentement
- Respirer profondément pendant une minute
- S'étirer brièvement
- Regarder dehors
- Mettre une musique et fermer les yeux
- Se lever et changer de pièce
- Poser les pieds au sol et ressentir l'appui
- Se rappeler une phrase apaisante
- Observer un objet agréable

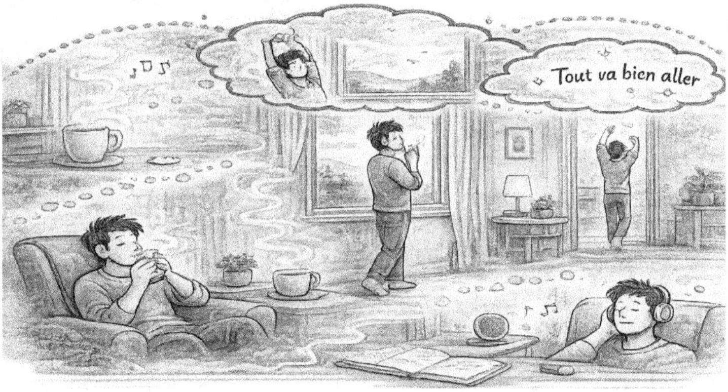

G. Quand vous êtes trop fatigué(e) pour « faire » quoi que ce soit

- Ne rien faire intentionnellement pendant quelques minutes
- S'allonger et fermer les yeux sans dormir
- Regarder un point fixe en prenant de grandes respirations
- Écouter une voix ou un son apaisant
- Accepter de ne pas être productif(ve)

→ **Le repos est aussi une activité.**

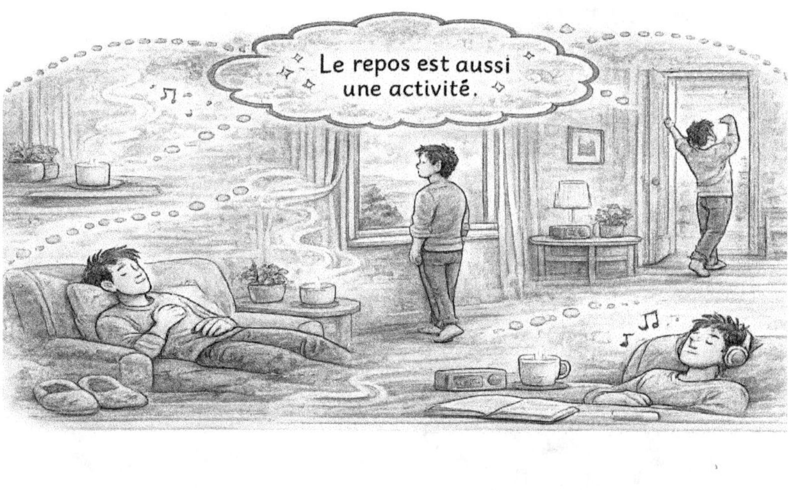

Mon répertoire personnel de ressourcement

Prenez quelques minutes pour compléter les phrases suivantes :

- Quand je suis très épuisé(e), ce qui m'aide le plus :

____

____

- Quand je suis envahi(e) émotionnellement :

____

____

- Quand je ressens de la culpabilité :

____

____

- Quand je suis irritable ou à bout :

____

____

- ❖ Quand j'ai peu d'énergie, mais besoin de me changer les idées :

____

____

- ❖ Une activité que je peux faire même les journées très difficiles :

____

____

Rappel important

Se ressourcer n'est ni un luxe ni une récompense à mériter. C'est une **nécessité**, surtout lorsque l'aide s'inscrit dans la durée. Il n'existe pas de bonne ou de mauvaise façon de le faire. Ce qui compte est de reconnaître que votre bien-être mérite une place, même modeste, dans votre quotidien.

Si vous deviez retenir une seule chose de cette annexe, ce serait celle-ci : même de très petits gestes, répétés avec bienveillance, peuvent faire une différence réelle lorsque l'aide s'inscrit dans la durée.

Références bibliographiques

Les ouvrages et documents suivants ont servi de références théoriques et cliniques pour l'élaboration de ce guide. Ils portent sur la relation d'aide, la fatigue émotionnelle, la surcharge mentale, la culpabilité, les limites personnelles, la régulation émotionnelle et l'accompagnement des personnes proches aidantes.

Ouvrages

Bowen, M. (1978). *Family therapy in clinical practice.* New York : Jason Aronson.

Brown, B. (2010). *The gifts of imperfection.* Center City, MN : Hazelden.

Brown, B. (2012). *Daring greatly.* New York : Gotham Books.

Cloud, H., & Townsend, J. (1992). *Boundaries.* Grand Rapids, MI : Zondervan.

Figley, C. R. (1995). *Compassion fatigue: Coping with secondary traumatic stress disorder in those who treat the traumatized.* New York : Brunner/Mazel.

Germer, C. K., & Neff, K. D. (2019). *Teaching the mindful self-compassion program.* New York : Guilford Press.

Lazarus, R. S., & Folkman, S. (1984). *Stress, appraisal, and coping.* New York : Springer.

Maslach, C., & Leiter, M. P. (2016). *Burnout.* Hoboken, NJ : Wiley.

Minuchin, S. (1974). *Families and family therapy.* Cambridge, MA : Harvard University Press.

Neff, K. D. (2011). *Self-compassion.* New York : HarperCollins.

Ogden, P., Minton, K., & Pain, C. (2006). *Trauma and the body.* New York : Norton.

Porges, S. W. (2011). *The polyvagal theory.* New York : W. W. Norton & Company.

Rogers, C. R. (1961). *On becoming a person.* Boston : Houghton Mifflin.

Siegel, D. J. (2012). *The developing mind.* New York : Guilford Press.

Stamm, B. H. (2010). *The concise ProQOL manual.* Pocatello, ID : ProQOL.org.

Van der Kolk, B. (2014). *The body keeps the score.* New York : Viking.

Articles et publications scientifiques

Figley, C. R. (2002). Compassion fatigue: Psychotherapists' chronic lack of self-care. *Journal of Clinical Psychology*, 58(11), 1433-1441.

McEwen, B. S. (2007). Physiology and neurobiology of stress and adaptation: Central role of the brain. *Physiological Reviews*, 87(3), 873-904.

McEwen, B. S., & Stellar, E. (1993). Stress and the individual: Mechanisms leading to disease. *Archives of Internal Medicine*, 153(18), 2093-2101.

Tangney, J. P., & Dearing, R. L. (2002). *Shame and guilt*. New York : Guilford Press.

Documents institutionnels et rapports

Gouvernement du Canada. (2022). *Caregiving in Canada*. Ottawa : Statistique Canada.

Gouvernement du Québec. (2023). *Proches aidants : reconnaître, soutenir et accompagner*. Québec : Ministère de la Santé et des Services sociaux.

Organisation mondiale de la Santé. (2020). *Supporting informal caregivers of people living with chronic illness*. Genève : OMS.

***

Note éditoriale

Les références présentées ci-dessus ont servi à soutenir la réflexion théorique et clinique ayant mené à la rédaction de cet ouvrage. Elles ne constituent pas une liste exhaustive, mais reflètent les principaux cadres conceptuels ayant inspiré l'approche proposée.

www.ingramcontent.com/pod-product-compliance
Lightning Source LLC
LaVergne TN
LVHW010752051026
849532LV00007B/2348

* 9 7 8 2 9 8 2 4 6 2 7 0 0 *